共に学ぶ・共に育つ

豊かな看護教育を創る

授業デザイン・授業リフレクションの実際

講義・演習編

編著
目黒　悟
Satoru Meguro

永井睦子
Mutsuko Nagai

メヂカルフレンド社

執筆者一覧

編著

目黒　　悟　　元藤沢市教育文化センター　主任研究員

永井　睦子　　獨協医科大学SDセンター　副センター長

執筆

山口　馨子　　福岡県立大学看護学部　助教

前田　久恵　　上尾市医師会上尾看護専門学校　教務主任

上倉　裕紀　　藤沢市民病院　副看護部長

中野　珠枝　　宝塚医療大学和歌山保健医療学部　助教

鈴木　桂子　　長岡赤十字病院　看護師

知久　祥子　　深谷大里看護専門学校　専任教員

権田　和江　　精神特化型訪問看護ステーション　訪問看護師

原　　紀子　　元蕨戸田市医師会看護専門学校

尾田嘉代子　　島根県立松江高等看護学院　教務主任

角折　末樹　　島根県立松江高等看護学院　専任教員

（所属、肩書は2023年8月時点のものです）

はじめに

本書は、2010年発刊の『看護教育を拓く授業リフレクション』、2011年発刊の『看護教育を創る授業デザイン』、2013年発刊の『看護の学びを支える授業デザインワークブック』に続くシリーズ第4弾として、授業デザインと授業リフレクションの実際例を集めたものです。

本書のもとになったのは、「豊かな看護教育を創る授業デザイン・授業リフレクションの実際」をテーマに、『看護展望』2018年9月号から2020年12月号まで、全28回にわたって行った連載です。各看護学の講義・演習、臨地実習について、監修を務めた私たちが心を動かされた実践を紹介することで、読者の皆さんに授業デザインだけでなく、授業リフレクションをより身近に感じてもらうことを意図したものでしたが、連載中から書籍化を期待する声を多数寄せていただいていました。そこで、本書を上梓するにあたっては、「講義・演習編」と「臨地実習編」の二分冊とし、「臨地実習編」のほうには、『看護展望』2017年2月号の特集「本当の指導につながる実習指導者育成の改革」と、同誌2021年6月の特集「進展する実習指導者育成の改革」から、実習指導者講習会における先駆的な改革の実際例を収録することにしました。

振り返ってみると、本書の発刊までの道のりは、決して容易いものではありませんでした。連載の途中から全世界を襲ったコロナ禍が私たちの日常を一変させてしまったことはいうまでもありませんが、その影響は看護教育の世界においてもはかりしれないものがありました。オンライン授業や臨地実習の学内演習への代替策など、コロナ対応に振り回される毎日のなかで、ともすれば、人が人に何かを教え、人が人から何かを学ぶとはどのようなことなのか、"教育的なかかわり"の本質を見失いかけることがあったかもしれません。今、私たちに必要なのは、コロナ禍によって看護教育が受けた痛手を癒やし、明日への希望をつなぐことではないかと思います。本書に収録した実践の数々が、目の前の学生と創る授業とはどのようなものであったのかを思い出させてくれるきっかけとなれば幸いです。

最後になりましたが、メヂカルフレンド社の齋藤公泰さん・山縣陽子さんに心から感謝いたします。コロナ禍の影響で本書の発刊計画は大幅な遅延を余儀なくされましたが、齋藤さんには連載中から引き続き本書でもお世話になりました。おかげさまで本書もようやく日の目を見ることができます。

2023年7月　編著者を代表して
目黒　悟

目次

本文・フォーマットデザイン：TAICHI ABE DESIGN INC.

第1章

共に学び・共に育つ
実り豊かな講義・演習に向けて

⟶ ひとくちに「授業の準備」とはいうけれど

皆さんは日頃どのような準備をして授業に臨んでいるのでしょうか？

講義を行うのであれば、シラバスを確認し、テキストに書いてある内容をスライドにまとめ、穴埋めプリントを用意するといったところでしょうか？

また、演習を行うのであれば、演習室のベッド数に合わせてグループ編成をしたり、必要になる物品を揃えたり、タイムテーブルの検討、デモンストレーションの練習などでしょうか？

ひょっとすると看護教員であれば、授業を行う以上は、何はともあれ「指導案」を書かなければ…、「三観（学習者観・教材観・指導観）」を作文しなければ…、と考える人もいるのではないでしょうか？

たしかに、学校教育の世界には、授業の実施に先立って、あらかじめ教師が立案する授業の計画として「指導案」（正式には学習指導案、授業案と呼ばれることもある）があります。

しかし、小・中学校の教員は、毎日何時間もの授業を行っていますから、日常的に「指導案」を書いてから授業に臨むというのは現実的ではありません。むしろ、教員には「指導案」など書かずに授業が行えることが求められるといってもよいでしょう。また、「指導案」があることで「計画に縛られてしまう」「目の前の学習者との生きたかかわりが難しくなる」など、これまでもさまざまな問題が指摘されてきました。

私たちが長年取り組んできた「授業デザインの6つの構成要素」（**図1**）*1 は、このような反省から、授業者が自分の実現したい授業の方向、すなわち「ねがい」を明確にし、目の前の学習者と共に創る授業をめざして生まれたものにほかなりません。看護教育の世界では、神奈川県立看護教育大学校（現・神奈川県立保健福祉大学実践教育センター）の看護教員養成課程が中心となって、四半世紀以上にわたり、この「授業デザインの6つの構成要素」を大切に教授してきた経緯があります。また、近年では他府県の看護教員養成や実習指導者養成のみならず、現任教育の場を通じても積極的に取り組まれるようになってきました。

⟶ 本書の成り立ち

ところがその一方で、近年では「instructional design」の呼称で、目標達成と効率的な授業システムをめざした過去の教育工学的アプローチが息を

図1　授業デザインの6つの構成要素

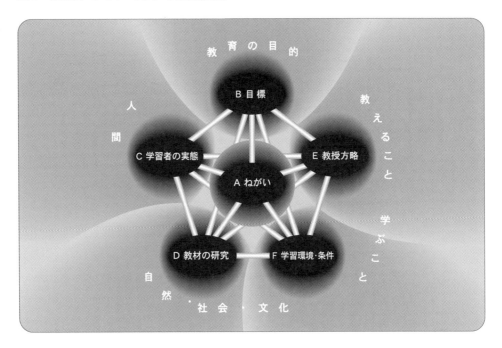

吹き返しつつあるようにも思います。「授業デザインの6つの構成要素」を最初に提案した藤岡完治がこの世を去って20年になりますが、この間の看護教育を取り巻く状況の変化を彼が知ったとしたら、さぞかし残念に思うことでしょう。

　そこで、藤岡の意志を継ぐ者として、長年、看護教員や臨床看護師の授業リフレクションに関する研究を共に推進してきた永井睦子先生と考えたのが本書のもととなった『看護展望』の連載でした。

　「豊かな看護教育を創る授業デザイン・授業リフレクションの実際」をテーマに、2018年9月号から2020年12月号まで、全28回にわたって行ったこの連載では、各看護学の講義・演習、臨地実習について、監修を務めた私たちが心を動かされた実践を紹介することで、読者の皆さんに授業デザインだけでなく、授業リフレクションをより身近に感じてもらうことを意図していました。授業デザインや授業リフレクションの基本的な考え方や方法については別のところに詳しいので*2,3,4、すでに取り組んでくださっている皆さんには、ここで紹介した実践がご自身の日々の授業をよりよいものにしていくための参考になることでしょうし、まだ取り組んだことがないという皆さんには、その大切さを知っていただくとともに、授業の本当の楽しさに触れてもらえたらと考えていました。

⟶ コロナ禍が看護教育に突きつけたもの

　こうして始まった連載でしたが、WHOが新型コロナウイルス感染症のパンデミックを宣言したのが2020年3月11日のことですから、紹介した実践のなかにも影響を避けられないものがありました。

　全世界を襲ったコロナ禍が、私たちの日常を一変させてしまったことはいうまでもありませんが、その影響は看護のみならず教育の世界においてもさまざまな問題を引き起こしたことは記憶に新しいと思います。とりわけ、感染拡大を食い止めるために看護基礎教育が被った制約の数々は、"人と向き合ってかかわること"を専門とする看護師の養成教育にとって致命的であったといっても過言ではありません。

　そもそも私たちは、目の前の学生と向き合い、かかわるなかで、絶えず学生の反応を"感じ取り"ながら授業をしているのです。授業の目的が単なる知識の伝達にすぎないのであれば、eラーニングやリモートでの実施も、感染対策が必要とされる状況下では致し方ないでしょう。グループワークの中止ないしは制限も同様です。しかし、教育の世界で何十年も前から積み重ねられてきた、伝達型の授業から学生の主体性や経験を大切にした授業への転換の努力は、いったいどこにいってしまうのでしょうか。パンデミックの早い時期から、アフターコロナを見すえたハイブリット型の授業が盛んに推奨されてもいましたが、その種の議論には「新しさ」どころか、伝達型の授業がよしとされていた時代に舞い戻ったかのような「古さ」を感じざるをえませんでした。

　まして、看護基礎教育にとって大きなウェイトを担ってきた臨地実習はどうでしょう。かけがえのない臨床経験をとおして看護の奥深さに触れてきた読者の皆さんにとっては、目の前の患者と向き合い、かかわることをとおして学生に経験される看護の学びが、学内演習によって容易に代替できるようなものでないことは、既知のことだと思います。にもかかわらず、同じ看護基礎教育に携わりながら、臨地実習の代替策の模索に熱心な人々が少なくなかったことをどのように受け止めたらよいのでしょうか。むしろ、コロナ禍がかねてから潜在していた問題を明らかにしてくれたのだといってもよいかもしれません。講義・演習・臨地実習の別なく、人が人に何かを教え、人が人から何かを学ぶとはどのようなことなのか、"かかわる"ということの体感を伴うことなしに、果たして豊かな看護師を育てることはできるのか、私には大きな疑問があります。

→ 癒やしと明日への希望をつなぐ

2023年月5月8日より新型コロナウイルス感染症は、感染症法上の位置づけが2類相当から5類に移行されました。コロナ禍はすでに過去のことのように世間では受け止められているようですが、地域や学校によっては7月に入ってからも臨地実習が突然中断になるなど、看護教育の世界ではまだまだ胸を撫で下ろすわけにはいかない状況が続いているようです。

このようななか、本書の発刊にあたっては、その意図を自ずと見直す必要があると考えました。今、私たちがほしいのは、コロナ禍によって看護教育が受けた痛手を癒やし、明日への希望をつなぐことです。そこで、コロナ禍のなかで行われた看護基礎教育のカリキュラム改正も視野に入れ、譲れるものと譲れないものを吟味しました。本書に収録した実践のみずみずしさは、目の前の学生と創る授業とはどのようなものであったのかを、きっと私たちに思い出させてくれるでしょう。

また、授業の経験がまだない、あるいは経験の少ない読者の皆さんにとっては、本書に収録した実践に触れることで、6つの構成要素による授業デザインと実際の授業の様子、そして、授業リフレクションをとおして授業者が経験していることが、具体的にイメージできるのではないかと思います。そこに述べられている"教えること"と"学ぶこと"についての気づきの数々は、授業者一人ひとりが目の前の学生とかかわり、授業の本質としっかりと向き合ったからこそ得られたものに違いありませんし、ご自身がこれから授業を行う際の大きな手がかりになるはずだと思います。

教える人としての成長がないところに、学生の成長が期待できないのはもちろんです。本書を参考に、読者の皆さんには、さまざまな対応に追われる毎日のなかでも授業の本質から目をそらさずに、"看護を教える人"として、目の前の学生と共に学び、共に成長し続けていけるような「共育」を実践していってほしいと願っています。

→ 看護を教える人の学びと成長

ところで、本書で紹介した授業デザインと実際の授業の関係、さらに、授業リフレクションとの関係を整理すると、**図2**のようになります。

この図にも表したように、授業者の「ねがい」は、授業の維持・継続を支えるものとして、授業のデザインはもちろん、授業中の臨機応変な学生への

図2 授業デザインと授業リフレクションの分かちがたい関係

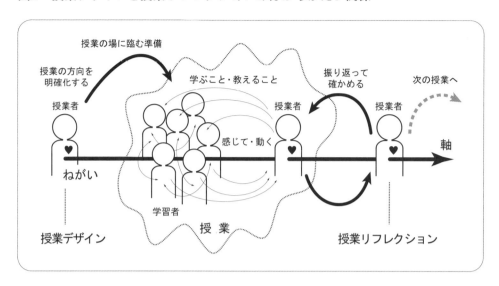

かかわりから、授業後のリフレクションに至るまで、一貫した拠り所として、授業者の「軸」となるものです。つまり、授業デザインと授業リフレクションのつながりを分かちがたいものにしているのが、授業者の「ねがい」にほかならないのです。

　ちなみに、授業リフレクションにおいても「ねがい」が重要になるのは、授業のなかで起きていた諸々の事象は、授業者の「ねがい」に照らし出されることによって、初めて授業の事実となるからです。もし、仮に「ねがい」が不確かなままの人が授業リフレクションを行ったとしたらどうでしょう。皆さんは想像できるでしょうか。もちろん、それなりに明らかになることはあると思いますが、結局、授業のなかで起きていた諸々の事象が次々と確かめられるだけで、「何をやりたかったのかよくわからなかった」ということが明らかになるだけでしょう。

　「ねがい」が明確にあるということは、自分の授業の事実と向き合うことを可能にしてくれるだけでなく、そもそも、その授業が「自分の授業である」という感覚を授業者にもたらしてくれるのです。だからこそ、そこで確かめられた手ごたえや違和感も、自分の授業の大事な手がかりとして、今後の授業へとつながっていくのだといってもよいでしょう。この意味で、授業リフレクションは、決してその場限りのものではなく、さらに、次の授業に向けての授業デザインとも分かちがたい関係にあるのです。

　教える人になる、あるいは、教える人であり続けるということは、こうした授業デザインから実際の授業の実施、そして授業リフレクションへと至る一連のサイクルを、自分自身で維持・継続していけるようになることだとい

ってもよいでしょう。

　そもそも、教える人としての私を育てる*5のは自分自身です。本書で紹介する実践をご覧になっていただければ、授業デザインや授業リフレクションの経験が授業者に今後の授業に向けての手がかりをもたらすだけでなく、看護を教える人としての学びや成長にもつながっていることがわかると思います。実り豊かな看護の学びを支えるためには、看護を教える人の豊かな学びと成長が欠かせません。私たちが大切にしてきた授業デザインや授業リフレクションは、いまや臨床の場で教育を担う看護師の皆さんにも用いられるようになってきています*6,7。読者の皆さんも本書に紹介した実践を参考にして、ぜひ授業デザインから授業リフレクションへと至る一連の過程を経験していただけたらと思います。

（目黒　悟）

引用・参考文献

*1　藤岡完治：学ぶことと教えること；授業における経験とその意味．教育メディア研究学校教育とコンピュータ，藤沢市教育文化センター，1992，p.154.

*2　目黒悟：看護教育を創る授業デザイン；教えることの基本となるもの，メヂカルフレンド社，2011.

*3　目黒悟・永井睦子：看護の学びを支える授業デザインワークブック；実りある院内研修・臨地実習・講義・演習に向けて，メヂカルフレンド社，2013.

*4　目黒悟：看護教育を拓く授業リフレクション；教える人の学びと成長，メヂカルフレンド社，2010.

*5　屋宜譜美子，目黒悟編著：教える人としての私を育てる；看護教員と臨地実習指導者，医学書院，2009.

*6　目黒悟：教えることの基本となるもの；「看護」と「教育」の同形性，メヂカルフレンド社，2016.

*7　目黒悟：臨床看護師のための授業リフレクション；輝く明日の看護・指導をめざして，メヂカルフレンド社，2019.

第2章

講義・演習における
授業デザイン・授業リフレクションの実際

基礎看護学

看護の「基礎」を学ぶとは
どのようなことなのか

　人に何かを教えるときに配慮すべきこととして、よく言われることに「具体から抽象へ」「基礎から応用へ」などがありますが、これらはカリキュラムを編成したり授業を組み立てたりする際の原則ですから、ご存知の方も多いのではないでしょうか。とはいえ、このような原則は、子どもたちを相手にする初等・中等教育の世界ではうなずける部分も少なくありませんが、かならずしも看護基礎教育がそうした考え方に縛られる必要はないと思います。

　たとえば、「学校で教えるのはあくまでも基礎で、応用は臨床に出てから」と言って、技術演習で1つのやり方を教えることを肯定する人もいますが、それでは「応用」というのが、学習者任せになってしまっているように聞こえます。果たして、1つのやり方なり手順なりを示しておいて、それをまねさせたり、なぞらせたりすることが、本当に看護の実践につながる「基礎」になるのでしょうか。

　そもそも、看護の基礎というのは1つではなく、「相手に応じて変わる」ことのほうではないかと思うのですが、疑問を挙げればきりがありません。看護基礎教育が看護実践能力を養うことを大きなねらいに掲げるのであればなおのこと、慣習にとらわれず、看護の「基礎」とは何なのか、「看護実践に生きて働く知恵や技」はいったいどのように学ばれていくのか、そういった本質をもっと考えていく必要があると思います。

　ここでは、このような疑問から出発した「基礎看護学」の講義・演習の授業デザインから授業リフレクションに至る一連の過程を紹介します。

目黒　悟

➡ 看護技術の授業に対する私の疑問

　私は内科病棟で10年の臨床経験を経て3年課程のA看護専門学校の教員となり、そこでは基礎看護学を担当することになりました。

　1年次の基礎看護学では、看護技術に関する科目として「日常生活援助技術」と「日常生活援助技術の統合」がありましたが、それまでは、「活動・休息」「清潔・衣生活」「食事」「排泄」など、内容ごとに担当する教員が異なっており、援助の方法やその手順を重視した授業が行われている状況でした。そして、授業の最後には技術テストが行われていました。

　技術テストの内容は、「車いすに移乗・移送し洗髪する」「手浴後に食事の準備をする」「清拭し寝衣交換する」などでしたが、それらを1か月半ほど練習し、当日の試験はそのなかから教員の指示があった援助を実施するというものでした。また、技術テストの評価は、「室温は22〜24度である」「患者に説明している」「物品の配置が適切である」など、詳細な項目に沿って教員がチェックするという方法で行われていました。そのため、学生は時間外に練習を重ね、テスト対策のために先輩から前年のテストの様子を情報収集していました。そして、技術テスト当日の学生たちはみな、「室温は24度です」「○○さん寒くないですか」「これから車いすに乗って洗髪します。15分くらいかかります」など、患者役に同じように声をかけ、同じように行動していました。

　私は、先輩から伝えられた方法や手順を間違いなく実施しようとしている学生たちの様子に、違和感を覚えました。そして、ここに至るまでの授業や技術テストは、看護を実践していくことにつながっていくのか大きな疑問を感じました。

　私は、患者への援助は、一人ひとりの状況に合わせて判断しながら行うことが大切だと思ってきました。実際、私が臨床で看護していたときは、患者の日常生活行動の状態に合わせて、どんな援助が必要かいつも判断しながら行っていました。たとえば、発熱が落ちついたからシャワー浴も可能になるなとか、移乗が安定してできるのでおむつではなくトイレに誘導しようとか、

患者の状況に合わせて方法を考え変更していました。また、実習指導者として学生の指導を担当していたときも、学生と一緒に患者の状態や状況に合わせながら援助していくことを大切にしていました。ですから、前述のような授業や技術テストで、同じ方法や手順を間違えることなくできるようになることが、本当に学生が看護を学んでいることになるか、違和感や疑問を強く感じたのだと思います。

　そう感じながら、翌年は自分が「日常生活援助技術」1単位30時間と、「日常生活援助技術の統合」1単位30時間を担当することになりました。いったいどうすれば看護実践につながる授業にできるのか、私が悶々と考えているときに、「看護実践力の育成を目指した看護技術演習の取り組み—まねる方法から学ぶ方法へ　全身清拭の看護技術演習を通して—」[1,2]という研究を知りました。

　高杉らは「ただ、"まねる"ことで身につけた方法は、形として身につけることにとどまり、ある条件のもとで行うことができても、状況が変わると対応できなくなる」[3]、「教員から見えることだけを見るということは、教員が枠をつくり、学生の力を奪っていたのではないかと感じた」[4]と述べていました。

　この研究から、私の疑問に答える大きなヒントを得ました。また、授業と技術テストを変更する勇気を得て、同じ基礎看護学を担当する教員にも相談し、看護実践につながる授業をめざして「6つの構成要素による授業デザイン」[5,6]に取り組みました（**図1**）。

➡ 看護実践につなぐ基礎看護技術の授業デザイン

■私の「ねがい」

　まずは私の「ねがい」をはっきりさせることから始めました。そのために、さまざまな看護論や看護技術論にも触れ、看護技術が新しく開発されたり変更されたりしていることも文献をとおして知りました。また、健康障害の種類や健康段階を幅広く知ることや看護技術の根拠を知ることも必要なことだと思いました。

　しかし、看護実践につながる看護技術を学ぶということや、これから学生が看護学実習で出会う患者の援助に必要な看護技術であるということから、何を大事にするかを考えたときに思い浮かべたのは、これまでに私が出会った患者のことでした。脳梗塞を発症し日常生活に援助が必要となった患者や、神経難病で呼吸することにも苦痛が生じている患者にたくさん出会ってきま

図1　6つの構成要素による授業デザイン

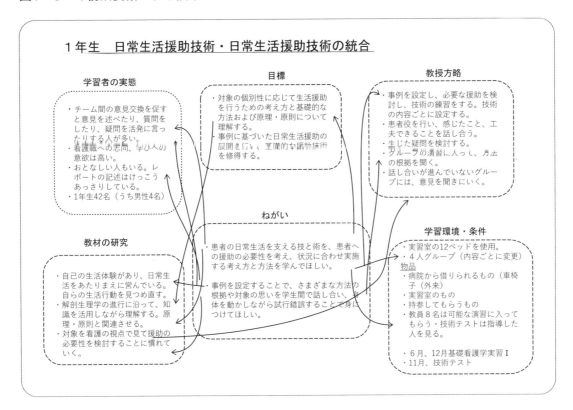

1年生　日常生活援助技術・日常生活援助技術の統合

学習者の実態
- チーム間の意見交換を促すと意見を述べたり、質問をしたり、疑問を活発に言ったりする人が多い。
- 看護職への志向、学ぶ人の意欲は高い。
- おとなしい人もいる。レポートの記述はけっこうあっさりしている。
- 1年生42名（うち男性4名）

目標
- 対象の個別性に応じて生活援助を行うための考え方と基礎的な方法および原理・原則について理解する。
- 事例に基づいた日常生活援助の展開を行い、基礎的な援助技術を修得する。

教授方略
- 事例を設定し、必要な援助を検討し、技術の練習をする。技術の内容ごとに設定する。
- 患者役を行い、感じたこと、工夫できることを話し合う。
- 生じた疑問を検討する。
- グループの演習に入って、方法の根拠を聞く。
- 話し合いが進んでいないグループには、意見を聞きにいく。

ねがい
- 患者の日常生活を支える技と術を、患者への援助の必要性を考え、状況に合わせ実施する考え方と方法を学んでほしい。
- 事例を設定することで、さまざまな方法の根拠や対象の思いを学生間で話し合い、身体を動かしながら試行錯誤することで身につけてほしい。

教材の研究
- 自己の生活体験があり、日常生活をあたりまえに営んでいる。自らの生活行動を見つめ直す。
- 解剖生理学の進行に沿って、知識を活用しながら理解する。原理・原則と関連させる。
- 対象を看護の視点で見て援助の必要性を検討することに慣れていく。

学習環境・条件
- 実習室の12ベッドを使用。
- 4人グループ（内容ごとに変更）
物品
- 病院から借りられるもの（車椅子（外来）
- 実習室のもの
- 持参してもらうもの
- 教員8名は可能な演習に入ってもらう・技術テストは指導した人を見る。

- 6月、12月基礎看護学実習Ⅰ
- 11月、技術テスト

した。そういった状況の方へのかかわりや援助のなかで、少しでも自分でできるようなったことを喜んだり、苦痛がやわらいだことで笑顔になったりした患者のことが思い出されました。こうした私自身の看護経験をもとに、何が看護になったか、何が看護にならなかったか、何をすることが患者にとっての援助になると考えるのかをことばにしていきました。

　こうして、自分自身の経験から明確になった「ねがい」の1つが、「患者の日常生活を支える技と術を、患者への援助の必要性を考え、状況に合わせ実施する考え方と方法を学んでほしい」というものです。

　また、前年度に見られたような学生が看護技術の習得のために練習を重ねる努力ができることや、上級生も含め学生間の交流があることは活かしていきたいと思いました。とはいえ、学生間だけで伝わることをテスト対策の手順・方法のみにはしてほしくないとも考えました。そこで、「事例を設定することで、さまざまな方法の根拠や対象の思いを学生間で話し合い、身体を動かしながら試行錯誤することで身につけてほしい」という、私の「ねがい」もはっきりとさせていきました。

■基礎看護技術を学ぶ「学習者の実態」

　「日常生活援助技術」と「日常生活援助技術の統合」は入学後すぐの5月より開講となります。「学習者の実態」を把握するため、前年度の学生の印象ではなく、この年に入学した1年生を知ろうと入学後から学生とかかわりました。

　すると、看護師になりたい意思が強く、相手への思い遣りがあり、座学の学習の取り組みも真面目で、言われたことをきちんとする学生たちであることがわかりました。また、クラスの仲もよく、グループワークで自分の意見を述べ、意見をまとめ発表することにも長けていました。さらに、学校全体で行っているゼミナール活動では、3学年合同のグループ編成にしていることもあり、上級生との交流もすでに始まっていました。

　このような学習者の実態を知ることで、ますます看護技術の手順や方法だけではなく、「患者への援助の必要性を考え、状況に合わせ実施する考え方と方法を学んでほしい」という私の「ねがい」に基づいた授業ができそうだと思えてきました。

■「目標」を具体化する

　「日常生活援助技術」と「日常生活援助技術の統合」を履修後、1年生は12月に5日間の基礎看護学実習があります。そこでは、患者を受け持ち、日常生活援助を実施することが実習のねらいであるため、それまでに私の担当する授業で、学生が何をどこまでできるとよいのかを想像しながら「目標」を検討しました。また、学生の変化・成長を期待しつつも、現実的な目標を挙げようと考えました。

　そう考えていくなかで、患者一人ひとりによって手順・方法は違いますが、方法の原理・原則は大切であると考え、「対象の個別性に応じて生活援助を行うための考え方と基礎的な方法および原理・原則について理解する」ことを目標としました。そして、「活動・休息」「清潔・衣生活」「食事」「排泄」の内容ごとの目標も決めました。さらに、患者への援助の必要性を考え、状況に合わせ実施する考え方は、どの看護技術でも考え方は同じであるため、「事例に基づいた日常生活援助の展開を行い、基礎的な援助技術を修得する」を目標に加えました。

　このように、目標を具体的にしていくなかで、新たな問いも生じてきました。それは「教材の研究」だということが、わかってきました。

■看護技術の「教材の研究」

　目標を考えていくなかで、私は原理・原則といっていることが何なのか、はっきりわかっていないことに気づきました。そこで、何が看護技術の原理・原則なのかを整理するために、テキストや参考書、文献などから、看護技術方法の根拠を確認し、授業に必要な内容を確認していきました。そこから、なぜその方法がよいのか、また、学生が何を学ぶことが看護の基礎的な援助技術といえるのかをあらためて考えていきました。そうして、私のなかでぼんやりとしていた、基礎看護技術で教える内容について明確にしていくことになったと考えます。さらに、ここでも「ねがい」に合わせ検討することで、どのような事例を用いることで学生がより学べるかを考えていきました。

　一方、入学したばかりの1年生にとっては、日常生活援助が必要な患者をイメージすることは難しいとも考えました。まずは、学生自身の「日常生活」を意識してもらい、日々自分がどのような日常生活行動をしているのか振り返ってもらうことにしました。また、学生の日常生活行動と原理・原則を関連づけられるように、解剖生理学の学習の進行に合わせて、説明をしていこうと考えました。たとえば、赤血球の働きを学んだあとには、貧血症状と援助時の留意点について説明するとか、嚥下機能について学んだあとは、誤嚥しないような援助時の留意点について説明するなど、日常生活援助の技術が、他の科目の内容とつながっていることが意識できるようにしていくことも大切だと考えました。

■講義・看護技術演習の「教授方略」

　看護技術を手順や方法のみではなく、「患者への援助の必要性を考え、状況に合わせ実施する考え方と方法を学んでほしい」という「ねがい」に照らし、各援助技術の内容ごとに事例を設定し、学習の積み重ねを重視した授業全体の組み立てを考えていきました（**図2**）。

　そして、「日常生活援助技術」1単位30時間と「日常生活援助技術の統合」1単位30時間からなる計60時間の授業全体を、活動・休息援助技術12時間、清潔・衣生活援助技術18時間、食事援助技術12時間、排泄援助技術14時間、技術テストの準備4時間の順で、1年次の5月から11月までの約半年間をかけて行い、終講時に技術テストを実施することにしました。

　事例は援助の内容ごとに、年齢・性別・入院前の生活の様子・入院経過や症状を簡単に設定し、グループでどんな援助がなぜ必要なのか、自分たちで話し合い考えてみることから始めていくことにしました。はじめは、患者を

図2　授業全体の組み立て

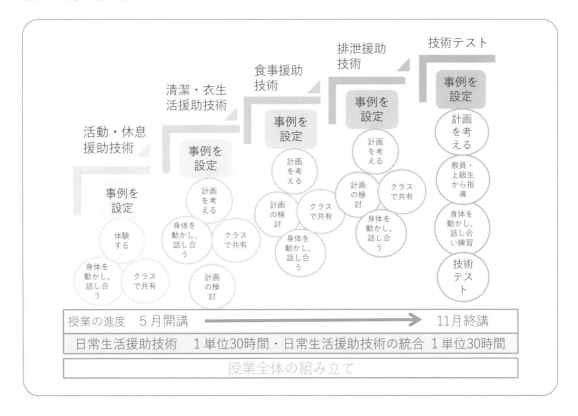

イメージすることは難しいと考えますが、学生は繰り返し行うことで考え方や学び方に慣れていくことも大切であると考えました。

　また、授業を進めていくなかで、学生どうしで話し合っても意見が出にくいようであれば、援助を考えるきっかけをつくることも必要になってくると思いました。患者が苦痛や不快に感じる状況を取り上げて、「熱があって解熱剤の注射のあとは体温を下げようと汗をたくさんかきます。その状態のままベッドで寝ていたらどう感じる？」「どうしてほしいと思うかな？」など、患者の立場に立って考えられるような発問が必要だと考えました。そして、各グループで話し合ったことはクラス全体で共有し、学生の意見を尊重することで、いろいろな考えから自分の考えを広げていけるようにすることにしました。

　演習では、まずはそれぞれの学生が考えた方法で、身体を動かし試行錯誤しながら実施してもらうことにしました。そして、ふだんは自分で行っている日常生活動作を、他人に援助されることでどんな気持ちになるのかを意識することで、援助を受ける患者への配慮につなげてほしいと考えました。そこで、患者役も互いに行い、患者役をとおして感じたことをグループで共有

することで、患者の気持ちについても理解を深められるようにしました。

　また、学生間での体験から生じた疑問については、場合によっては教員がやって見せることも必要になってくると考えました。そして、演習中に患者の安全が守れておらず、危険なことは、その場で修正していくことが必要であり、患者の状況に配慮した援助の工夫ができているところがあれば、クラス全体に紹介していくことも大切と考えました。

■実習室の「学習環境・条件」

　実習室で演習を行う際は、1ベッド4名のグループとし、さまざまな人と交流したり違う意見を聞いたりできるように、技術の内容ごとにグループ編成を変えました。演習で使用する車いすや食事などは隣接する実習病院から必要数を借りたり用意したりしました。また、石けんやシャンプー、コップなど、実習で患者自身が使用するものは、学生自身に持参してもらい、好みを大切にすることや、患者の物品を大切に扱うことにもつながればよいと考えました。

➡ 授業デザインのプロセスで大切に考えたこと

　6つの構成要素による授業デザインのプロセスでは、はじめに明確にした「ねがい」に常に戻りながら他の構成要素を明確にしていくことで、授業の方向性が見えてきました。また、6つの構成要素を行ったり来たりしながら考えていったことで、私の「看護」や「看護技術」に対する考えをはっきりさせることができたと感じています。

　こうして考えた授業デザインの6つの構成要素は、教員間で基礎看護技術の講義・演習の進め方や技術テストの方法について、共通認識をはかるときにも活用できました。**図1**を示しながら説明すると、技術テストに関してチェック項目に挙げていた方法や手順の一つひとつはどうするのかという意見もありました。けれども、患者への援助を学んでほしいという「ねがい」はどの教員にも共通していたことで、これまでのチェック項目を使った評価から、学生が患者への援助の必要性を考えた計画や状況に合わせた方法を評価するように変更をすることができました。

基礎看護技術を学ぶ授業の実際

　実際の授業は、**図2**の授業全体の組み立てに沿って、援助技術ごとに事例を提示し、援助計画を考え、身体を動かしながら話し合い、クラスで共有しその後、実施した援助を検討するという展開で進めていきました。

　以下では、援助技術ごとに特に印象に残っている場面を紹介します。

■活動・休息援助技術

　授業の導入では「自分で身体を動かすことができない」患者の事例を伝え、各自がその事例の患者役を体験するよう促しました。学生は体験しながら「まったく動せかないの〜」「え〜、大変！」などと、グループでワイワイと言い合っていました。その後、学生に患者役になってみた感想を聞きました。はじめは戸惑った様子でしたが、私から「グループで話していたことを紹介してください」と促すと、次々に「動かせないなんて辛い」「時間が長く感じた」「背中が痛くなった」「つい動いてしまう」といった素直な感想を述べていました。

　そして、看護で用いる専門用語として体位の種類や廃用症候群などを説明し、同一体位をとることの影響から体位変換を行う必要があることを伝えました。学生たちはうなずいてよく聞いていました。その後、自分で身体を動かすことができない患者の仰臥位から長座位への体位変換をどのように行うか、試しにやってみることを促しました。すると、患者役のなかには思わず自分で動いてしまっている学生も多く、簡単に上体を起こすことができていました。

　そこで、1つのグループで私がまったく動くことができない患者役になり、学生に援助をしてもらうことにしました。先ほどとは違い、なかなかうまくいかず、困った学生たちはテキストを開き始め、体位変換のページを読み、図を参考にしながら援助を試みていました。そして、少しでもうまくいったときは、「できた！」と歓声が上がっていました。ですが、まだうまくポイントがつかめない学生たちもいたため、私は、背中を支える腕の位置や無理なく起き上がる軌道を意識することで、患者を楽に起こすことができることを伝えながら、今度は演示しました。それを見て学生たちは、「ああ、そうか」と表情が変わり、仰臥位から長座位への体位変換を実施することができるようになっていきました。

■清潔・衣生活援助技術

　清潔・衣生活援助技術に入り、学生が患者をイメージしやすいように「昨日から高熱が続き倦怠感が強く入院となった女性で、解熱剤を内服し発汗がみられている」患者の事例を提示しました。そして、グループで患者にどんな清潔の援助が必要となるか話し合ってもらいました。話し合いの途中で「お風呂は入れないのですか？」と質問が出ました。どうしてお風呂に入れないと思ったのか尋ねると、学生からは「汗をかいたらベトベトするし、さっぱりしたいと思う」と素直な答えが返ってきました。私はもう少し患者さんの状態をわかってほしいと思い、「さっぱりしたいね。だけど高熱が続いて倦怠感があるから、負担が少なくてさっぱりする方法はないかな」と問いかけると、学生は再び考え始めていました。また、他の学生はテキストの図を指して、「清拭って寝たままします か？」と聞いてきました。私は「そうですね、寝たまましたほうがいい場合もあります。事例の患者さんはどうかな」と伝え、話し合いを続けてもらいました。私は1年生で素朴な疑問をもっていて、援助を考え始めようとしていることをうれしく思いました。

　その後、各グループでいろいろな意見が出ていたので、話し合ったことをクラス全体で共有することにしました。いくつかのグループに意見を言ってもらうと、「私たちは1日お風呂に入れないと気持ち悪い。熱があって汗をかいているからもっと気持ち悪いと思う」「汗をかいたままだと、人と積極的にコミュニケーションをとりたくない」などが出てきました。また、「座位で清拭をする」「洗髪もしたほうがいい」という意見や、「拭いてもらうのは看護師さんにも遠慮する」などが出てきました。そこで、入浴による身体への影響を伝えるとともに、身体を清潔にすることや寝衣を交換することの重要性などを学生たちの意見を交えながら伝えていきました。そして、事例の患者に清拭と寝衣交換を行う演習を始めました。

　実習室の物品の位置や湯を準備する場所を説明したあと、準備のために動き出した学生たちはグループみんなで物品を集めたり分担したりと、さまざまな動きを始めていましたが、私は思った以上に時間を要していることに焦っていました。しかし、準備も試行錯誤してもらったらよいと思い、学生たちの様子を見守っていました。また、準備の最中に「温度計は使いますか？」「持ってきた石けんは使いますか？」と質問があったときには、「なぜ使うのか考えてみよう」と問いかけました。

　物品の準備ができたグループから、順次清拭と寝衣交換を進めていきました。湯を準備して、タオルを絞ろうとすると「熱い～」と声が上がります。

「湯の温度は何度にした？」と問いかけると、温度を測り「65℃、熱くて絞れません」と言い、「なんで65℃にしたの？」と聞くと、きょとんとした表情をしていました。そこで、40℃の湯でタオルを絞って腕を拭くように促しました。拭かれた学生に感想を聞くと「う〜ん」と首をひねっていました。今度は私が、55℃の湯でタオルを絞り、先ほどの学生の反対の腕を拭きました。すると、その学生は「気持ちいい〜」と反応し、周りで見ていた学生たちは驚いた表情をしていました。「なぜこっちだと気持ちいいって感じるの？」と聞くと、テキストや参考書で根拠を確認し、納得した様子でうなずいていました。

　学生たちは湯を準備し、夢中で演習を行っていました。また、腕だけでなく腹部、背部、下肢を拭くように指示すると、学生たちはカーテンやバスタオルを活用し、羞恥心への配慮もしていました。そして、演習の最後には、患者の好みも確認して最適な温度の湯を準備することやタオルの冷めない持ち方、気化熱などについて説明しました。また、羞恥心に配慮できていることは大切なことであり、患者に対して重要なことだと伝えました。

　洗髪や手浴、足浴の演習のときも、事例を提示し、学生の話し合いや体験を促し、学生たちの様子に合わせて発問や説明をしていきました。

　演習の進みはゆっくりであり、このペースで実習に行ったら困るだろうな、間に合うのかな、と正直心配になりました。しかし、患者役の学生の感想を聞き、みんなで考えながら演習をしている様子は、「患者への援助の必要性を考え、状況に合わせて実施する考え方と方法を学んでほしい」「学生間で話し合い、身体を動かしながら試行錯誤することで身につけてほしい」という私が考えていた「ねがい」に近い学生の姿であり、待ってみようと思うことができました。

■食事援助技術

　食事援助技術では「脳梗塞後遺症で右麻痺と嚥下障害がある患者で、リハビリテーションで歩行の練習をしている」事例を提示して、食事の場面で、どのような援助が必要か計画を検討してもらいました。学生のなかには、患者をイメージして絵を書いたり、麻痺や嚥下障害について調べてきたりして授業に臨む学生もいました。授業が進むにつれ、他の科目での学びも増え、「誤嚥しないか観察する」「右麻痺だから左手で食べる」といった意見も出てくるようになりました。また、必要と考えられる食事介助の自助具などについても、テキストや参考書の該当ページをめくりながら話し合っていました。そして、いくつかのグループに発表してもらったところ、「入れ歯か

どうか確認する」「身長と体重からＢＭＩの計算をする」といった意見も出て、私が考えてほしいと思っていた視点も共有することができました。

　演習では、病院に依頼して、ミキサー状の食事と常食を用意しました。講義や演習が進んできて、この頃の学生は物品の準備も早くできるようになってきており、援助計画に沿ってスムーズに食事介助ができる学生もいました。そこで、患者役になった学生には、食事中の体位や援助者の立ち位置、声のかけ方や説明の内容について詳しく感想を言ってもらうように促し、援助を受ける患者の気持ちをさらに考えられるようにしました。学生たちは「食べさせてもらうのは申し訳ない気持ち」「自分で食べたい」「前からより少し斜めのほうがいい」「立つより座ったほうがいい」など、話し合いながら演習を進めていました。私は、学生が患者役の反応を見ずに、事前に立てた計画のまま実施していないか、患者のペースやリズムに合わせて実施しているか注意を促すとともに、さらに、呼吸を観察する根拠も説明していきました。

■排泄援助技術

　排泄援助技術では「検査のあと、臥床安静が必要な患者が便意を訴えた」という事例を設定し、どのような援助が必要か計画を検討しました。学生からは「なんの検査なのか」「トイレに行けるようにできないのか」という質問がありましたが、「どうしてそう思うのか」と問い返すと、「臥床したままでは出ない」「看護師さんだからといっても、援助されるのは恥ずかしい」といった患者の立場に立った考えが聞かれました。私は、トイレまでの移動のことや検査後の出血や頭痛など身体への影響が大きい検査もあり、やむをえず、床上での排泄援助が必要となるときがあることを伝えました。そして、特に排泄動作を他者の手に委ねることへの患者の思いに配慮することや、健常であればふだん自分で行っている日常生活動作を、どのような健康状態であってもあたりまえに行うことが看護の役割となることを話しました。

　計画を検討したのち、演習を始めると、「便器があたってお尻が痛い」「音や臭いが気になる」「ベッド上で本当に排泄してもいいのかと思う」など、患者の立場に立った意見がたくさん出ました。そこで、どのような対処方法が考えられるか尋ねると、「カバーを使う」といった意見が出ました。

　また、実習で見学したことを思い出せるように、「実習で便器を収納している場所を見学していた人はいないかな？　温かくなっていたよね、消臭スプレーも用意されていたでしょ」など、実際に行っている方法を伝えたりして、全体で共有しました。さらに、検討するなかでは「おむつを着けたらいい」という意見もあり、私はそれも１つの方法であると答え、演習で便器と

おむつの両方を試してみるように促しました。そして、便器とおむつの両方を演習したグループに感想を聞くと、「おむつを着けることに抵抗がある」「どちらも素早くしないと恥ずかしい」といった意見が出ました。私は、便器とおむつのそれぞれにメリットとデメリットがあることや、患者の状況に応じて選択し、どちらも速やかに援助する必要があることを伝えました。

■技術テストに向けての準備

　終講時の技術テストに向けて、1か月半ほど前に、患者事例と8つの状況設定を提示しました。技術テストで実施する状況は、学生一人20分で1つの状況設定の日常生活援助を行うことを伝えました。より確実にすべての技術が身につくように、どの状況設定の援助も練習してもらい、技術テストの設定は直前に伝えるようにしました。

　評価は、テスト当日の技術だけをチェックするものではなく、技術テストまでの取り組み、援助の計画と実施、振り返りまでを評価に加えた評価票に変更しました。技術テストの評価は8名の教員が担当することにし、学生には技術テストの担当教員が相談の窓口となることも事前に伝えました。事前の相談のなかでは、担当教員が学生に助言をすることもありました。また、教員間では、学生が技術テストに向けてどう取り組んでいるのか把握するために情報交換をしていきました。

　技術テストまでの期間、学生たちは実習室の使用順や、いつどの技術の練習をするかスケジュールを立てていました。学生が練習に取り組む姿勢は、私が想像した以上に真剣なことに感動しました。また、上級生も1年生の練習に参加し、アドバイスをしていました。「去年までと違う」と言って、やや不満そうな上級生もいましたが、「去年の技術テストは一斉に臥床患者の清拭だったけれど、今年は、事例の患者さんがいて、この患者さんだと清拭はどの体位がいいのかを考えて行うようにしたの」と、上級生にも患者さんに合わせて考え援助することを伝えました。すると、上級生は「前の実習で受け持った患者さんに似ている」「看護師さんはこうしていた」と、臨地実習での経験から、1年生に伝えてくれるようになりました。

　技術テストまでの期間に、学生たちは何度も練習を繰り返していました。はじめの頃は時間がかかっていた物品等の準備もスムーズに行えるようになり、「車いすのストッパーをかけ忘れやすいから、必ず声に出そう」など、安全への配慮も怠ることはありませんでした。また、露出を伴う援助のときには、『只今処置中のため入室できません』と書いた手作りの札を作る学生もいました。

こうして迎えた技術テストの当日は、学生は緊張しながらも、患者役の学生に声をかけ、患者の反応を意識して取り組んでいました。なかには、寝衣のしわをのばしたり、清拭のタオルの温度を患者にも確認しようと「温度はいかがですか？」と聞いたりしている学生もいて、患者役の学生は「ちょうどいいです」などと答えていました。

　また、シーツを交換するために、患者に車いすに移乗することを説明する際、「カーテンを閉めて誰も入ってこないようにしています。安心してください」と伝えている姿なども見られ、一人ひとりの学生が患者のことを考えて、ことばをかけて看護しようとしていることをうれしく思いました。

→ 授業リフレクションの実際

　5月から開講した「日常生活援助技術」30時間と「日常生活援助技術の統合」30時間がすべて終わったあとで、技術テストを担当した教員にプロンプター（聞き役）*7になってもらい、「カード構造化法」*8による授業リフレクションを行いました。

■印象カードとキーワード

　授業の印象は『**みんなでつくっていった**』でした。教員、学生、上級生のみんなの協力があって行えた授業だったという思いがあったからです。カード構造化法で得られたキーワードは「“ねがい”の違いからやりとりしていく」「教員・上級生・同級生のそれぞれの技術の見方」「うけついでいく」「患者の状況を考えることができはじめた」「半年かけて培い身につけた技術」「今後の看護技術の素地となる」の6つでした。（**図3**）

■キーワードの内容とその関連性

　「**“ねがい”の違いからやりとりしていく**」では、強く印象に残った学生とのやりとりがありました。片麻痺がありリハビリテーションをしている患者が「頭が痒い」と言った事例の、洗髪の演習場面でした。学生から「洗髪は洗髪台でするんですか？　ケリーパッドを使いますか？」と質問がありました。私は患者の状況に合わせて考えてほしいので、「患者さんはどんな状況だった？　イメージしてみて！」「安楽に洗髪できたらいいね、患者役をしていてどう感じる？」と患者役をしている学生にも返しました。患者役の学生が「ケリーパッドだと流すときに気持ちよさがないかな」と言い、それを聞いた学生は「そっか、リハビリで歩く練習をしているから、洗髪台に行

図3　カード構造化法のツリー図と得られたキーワード

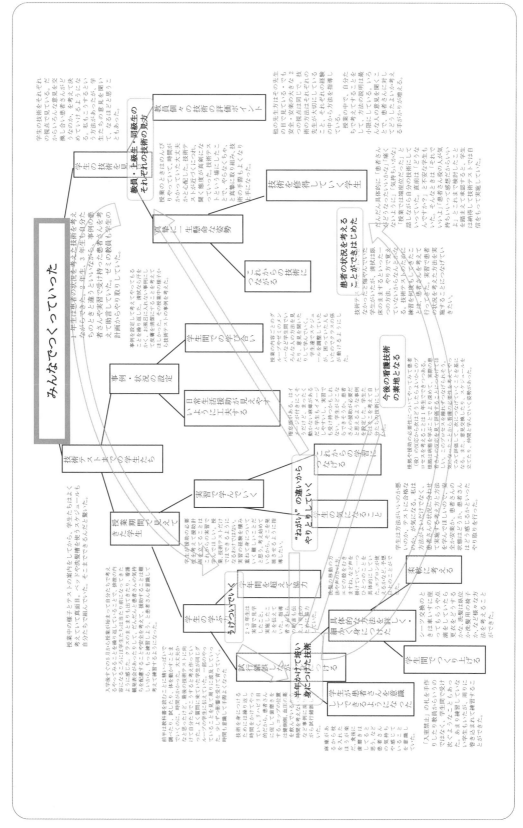

けるね。でも実際の病棟だと遠いから車いすがいいな」と言っていました。学生どうしの話を聞いて、私は患者の状況を考えられているからOKだと思い、「そうだね」と返しました。

　最初に質問があったとき、私は学生は援助する方法が正しいのかそうでないのか、援助の方法が気になり答えを知りたいという思いが強いのだと感じました。「状況に合わせ実施する考え方と方法を学んでほしい」という私の「ねがい」との違いを感じましたが、学生とやりとりをしていくことで、少しずつ患者さんの状況を考えられるように自分がかかわっていたことを確かめることができました。学生の思いを大切に聞きながらも、そこから自分の「ねがい」を軸にやりとりしていったのだとあらためて意識できました。

　「教員・上級生・同級生のそれぞれの技術の見方」では、学生の技術を教員・上級生・同級生がそれぞれの視点で見ているということが確かめられました。私は、学生がさまざまな人とかかわり、いろんな意見を交換し合うことで、患者さんへの援助方法を考えて決めていけるようになるととらえていました。私も学生たちの「汗をかいたままだと、人と積極的にコミュニケーションをとりたくないと思う」「入院していたら看護師さんにも遠慮する」「どちらも素早くしないと恥ずかしい」などの意見を聞いて、なるほどと思うこともありました。また、他の教員の技術の見方も、安全・安楽の視点は同じであること、それぞれの先生が大切にしている技術の方法があること、さらにそれぞれの経験のなかから指導していることが確認できました。そして、それぞれが他者の考え方を知り、自分の考えを述べ、互いのやりとりをとおして、技術を教員から学生へ、上級生から学生へ、さらに学生どうしといった間でも**「うけついでいく」**ことがたくさん行われているととらえていたことがわかりました。

　「患者の状況を考えることができはじめた」では、学生は、患者が「痛くないように」とか「気持ちいいかな」など、しだいに具体的なやりとりをとおして自分で技術を学んでいたことが確かめられました。しかし一方で、技術テストの直前はどの方法で実施するか迷う学生もいました。そんなときは「それでいいよ」「患者さん役の人が気持ちいいって言っているよ」と、これまで検討したことを踏まえて患者さんの状況が考えられていたらよいことを伝えました。また、技術テストの当日、できなかったとか失敗したと悔やんでいた学生もいましたが、これまで練習を何度もしてきた技術は、患者さんの状況を考えていたものだととらえていたことが意識できました。テストではできなくても、今後の実習で患者の状況を考えた技術を実施することにつながると思いました。

「**半年かけて培い身につけた技術**」では、授業の前半はテキストを読むことに精一杯で、演習で実施するまでにかなりの時間がかかっていたことや、途中、大丈夫かなと心配になりつつも、最後の技術テストまでの期間に自分たちで練習したり、相談をしたりしながら援助計画を考えていたことが確かめられました。また、教員のところによく質問に来ていた学生は、その内容を同じグループの学生に伝え、徐々に時間も意識して手際よくできるようになり、事例患者の状況に戻りながら試行錯誤して学んでいたことも確かめられました。そのような学生の様子から、看護技術を身につけるためには、試行錯誤しながらも時間をかけて繰り返し学習を積み重ねていくことが大切であると考えられました。

「**今後の看護技術の素地となる**」では、技術の根拠や援助の必要性については、実際に試してみて患者役の反応から次はどうしたらよいかを考えていくことは、1年生であってもできつつあることがわかりました。今後の実習や他の看護学でもこの講義や演習で考えたことが素地となって、さらに患者の状況に応じた看護技術を考えていけるのではないかと思いました。

また、いろいろな人と意見交換したり、スケジュールを立てたり、仲間と学んできたことで、『**みんなでつくっていった**』という授業の印象とつながり、今後、看護を学んでいく姿勢にもなっていくと考えられました。

➡ 授業リフレクションをとおして確かめられたこと

今回の「日常生活援助技術」と「日常生活援助技術の統合」の授業は、私のこれまでの看護技術の授業に対する疑問から、授業デザインを大きく変更し、同僚の看護教員の協力を得るとともに、上級生や学生にも協力を得て実現できた一連の授業であったと確認することができました。また、毎回の授業のなかでは、事例を活用して援助計画を検討すること、実際に試してみて意見交換すること、演示のタイミングを考えること、自分が大事だと考えていることを伝えること、技術テストではチェックリストをやめて援助の計画・実施・振り返りまでを評価することなどを変更して実施しました。

このような一連の講義・演習について授業リフレクションすることをとおして、あらためて学生の学ぶ姿勢や、努力を重ねて学生が成長した様子を確かめることができて感動しました。また、このような学生の成長には、何がどのようによかったのかをつかむことができたと考えます。

1つ目は、この授業をとおして学生が患者の状況を考えた技術を具体的に経験することにつながったことです。授業での経験が、臨地実習で患者の状

況を考えていけるものになったのではないかと考えました。

2つ目は、看護技術を事例から考えることができ、演習や技術テストの場が、技術をうけついでいく場となって、そのなかでのやりとりを繰り返し、技術を学ぶ経験となったということです。教員、上級生、学生の協力があって、看護技術を学んでいく場が経験されていったことが確認でき、この授業が看護を学ぶ素地になっていったと考えられたことも、大きな手ごたえとして感じることができました。

→ 今後の授業に向けての手がかり

今回の授業デザイン・授業リフレクションをとおして、看護や看護技術を学ぶためには、演習で体験した技術を患者の状況に合わせて考えながら実施し、反応をとらえていくことが、今後の看護実践につながる経験として重要であると考えることができました。また、授業の途中、学生の反応に本当に学べているのかと心配になることもありましたが、授業リフレクションを行って、「ねがい」に立ち返り学生の意見や行っていることをとらえて、学生と共に、患者への援助を考えていくことができていたことがわかりました。さらに、学生が患者の事例から援助技術を考え身につけていくプロセスは、まるで果実が実っていくように、時間をかけだんだんと身体に獲得され熟成していくようだと感じました。

学生が実施する援助を、原理・原則といった基準に当てはめてチェックしていくのではなく、その援助方法が患者さんにとって適切であり妥当であるのかを学生と共に考えることで、学生が看護を学ぶことになると考えます。そのなかで学生の感じるこころや考える力が育ち、看護教員は新たな看護の発見もできると気づくことができました。実際の患者は一人ひとり状況が違い、まったく同じ方法を行うことはほとんどありません。また、同じ患者であっても同じ方法を翌日も行うとは限りません。試行錯誤を繰り返し、看護教員や同級生、上級生とやりとりをすることでさまざまな考えや方法に触れることができます。その経験が、実際の看護の現場で看護していく手がかりになると思います。

今回、教員の協力、上級生の協力があり、みんなで患者の看護を考え、そのことを共有できたことが、学生の成長を支えていくのだと確かめることができました。今後も、看護の対象である患者の状況を考えながら、看護や看護技術を学ぶことができるように授業を創っていきたいと思います。

(山口馨子)

基礎看護学

基礎看護技術の授業の見直し

■山口先生との出会い

ここでは、山口馨子先生から基礎看護学の授業デザインと授業リフレクションを紹介していただきました。

かつて、私が看護専門学校に勤務していたとき、山口先生と看護教員養成課程の同期であった新任の先生から「友人が『基礎看護学の授業を変えていきたい!!』と言っている」という話を聞いたことが、山口先生との出会いのきっかけでした。そこで、当時、私が基礎看護学を担当していたときに、同僚の基礎看護学の教員が中心となって看護技術教育の見直しを行い、授業の展開や演習の進め方、技術試験の方法も変更していったことを学会発表*9し、その後、紀要*10にもまとめていたので、ぜひ参考にしてほしいと伝えてもらった経緯がありました。

■私たちが行った看護技術教育の改革

私が、基礎看護学の同僚と看護技術教育を見直す契機になったのは、ある学生からの「学校でやる技術は実際にはありえないですよね」という呟きでした。それまで行っていた授業の多くは、教える技術を教員がデモンストレーションして見せたあとに、学生がそれらをまねて実施するという方法でした。また、技術試験は、臥床患者の全身清拭を1時間ほどかけて実施していました。臥床のままベッド上で全身清拭をする必要のある状況の患者に、1時間もかかる全身清拭を行うことは、かえって患者に負担をかけることになります。また、教員が行ったデモンストレーションは、なぜそのようにするのかといった思考には至らず、その通りの形を覚えるだけになっていたのではないかという教員間の検討がありました。

患者の状態に応じた援助方法を考えて看護を実践する看護師になってもらいたい、1年次の基礎看護学からこうした考え方で学んでいってほしいといった意見交換をとおして、私はそれが看護の「基礎」だと考えるようになりました。そして、清潔の援助を担当していた教員と共に、全身清拭の技術演習とその後に行っていた技術試験の方法を変更していきました。具体的には、はじめに教員がデモンストレーションをすることはやめて、学生には入

浴以外で体を清潔にする方法を調べてきてもらい、自分たちが調べたことを試行錯誤しながら実施してみるということからスタートしました。また、清拭の技術試験は、患者役になる学生への清潔の援助計画の立案・援助の実施・援助の評価の一連の看護のプロセスを評価の対象にして、実際に援助を実施する技術試験は30分程度で行うという方法をとりました。

■山口先生の挑戦

こういった看護技術教育の考え方や具体的な授業、技術演習そして技術試験の変更を参考にして取り組まれたのが、山口先生の授業デザインです。山口先生が新任教員として基礎看護学を担当することになって早々に、これまで行われていた基礎看護技術の授業に対して、「手順を間違いなく実施する方法は実際にはありえないことで、看護実践にはつながらない」と疑問が湧き起こったのでしょう。

山口先生はその疑問に対して、たくさんの図書や文献を読み、同僚の教員や友人に相談し、授業で「患者への援助の必要性を考え、状況に合わせて実施する考え方と方法を学んでほしい」という「ねがい」を明らかにしていかれたのだと思います。

こうして山口先生の挑戦は、5月から11月までの長期間にわたって行われることになったのです。

■山口先生の学生へのかかわり

かつて、私たちが変更した授業では、学生から「教えてもらえないの？」「どうしたらいいの？」と戸惑いの反応がありました。山口先生の授業でもきっとそういった反応もあったのではないかと思いますが、授業のなかでは学生の疑問や問いかけに1つひとつていねいに対応していたことがよくわかりました。その対応の仕方は、手順や方法を示すものではなく、さらに学生に考えてもらえるような促しや問いかけであり、山口先生の「ねがい」が軸となった、一貫した学生へのかかわりがなされていたと強く感じました。

学生たちが自分たちで考えて物品をそろえたり準備したりすることや、提示された患者さんの気持ちになって考えることにおいては、かなりの時間を要することが多いのですが、そのようなときも、学生に援助の必要性や実施する方法を考えてもらうということを、毎回の授業でていねいに繰り返し行われていたことが伝わってきました。

■技術試験の変更に際して

　また、試験方法の変更についても、これまでの方法と違うということでは、当該の学生のみならず、上級生や同僚の看護教員からの不満や不安の声も少なからずあったのではないかと思いますが、このことについても山口先生の意図がしっかりと伝えられていることに感心しました。というのは、かつて、私たちが講義・演習・技術試験と変更していったときにも、同僚の教員の理解と協力があって実現はできたのですが、実は一方で、一部の教員から、試験方法の変更に対して強い難色を示されたこともあったからです。複数の教員が演習や技術試験を担当する場合、これまでの方法を変更することに対しては、その適切性や妥当性を吟味することなく、ただ変更することに抵抗を示したり、学生の混乱を招いたりするのではないかという意見が出ることを、私も何度か経験することがありました。しかし、技術試験の変更にも取り組まれた山口先生は、それまでの講義・演習の様子から、学生たちや同僚の教員の理解と協力を得ることができるような日々のかかわりがあったのだと感じることができました。

■授業リフレクションで確かめられたこと

　看護教員となった当初から、授業デザインを検討し、同僚の教員、学生、上級生みんなの協力を得て授業を行い、そして授業リフレクションでは山口先生の「ねがい」が軸となっていたことを確認できたことは、本当にすばらしいことだと思います。そのすばらしい取り組みは、「日常生活援助技術」30時間と「日常生活援助技術の統合」30時間の合計60時間、7か月もの期間をとおして展開され、まさに看護の「基礎」を学ぶことになっていたのではないかと考えました。

　これからも山口先生の「ねがい」を大切にして、疑問をそのままにせず、本当の看護実践につながる「基礎」を探究していく姿勢を貫いていってほしいと思っています。

（永井睦子）

"看護実践につながる「基礎」を育てる技術演習"

　基礎看護学の「日常生活援助技術」と「日常生活援助技術の統合」の授業を担当した当初、"看護技術を学ぶとは手順を間違いなくできるようになることなのか"という違和感がありました。しかし、永井先生らの実践を参考に、手探りで授業に取り組み、授業が進むにつれ、学生たちが同級生や上級生と意見を言い合って患者の状況を考えていく姿に出会うことができました。そして、学生たちのなかにある患者への思いを見いだし活かしながら看護技術を学ぶことができることや、学生の発想で工夫ができることも確かめられました。そして今回、一連の授業を紹介することで、"手順を間違いなく実施する看護技術を教えていっても、患者に向かう気持ちや意識を育てていくことにはならない"と感じていた私の違和感の意味もあらためて自覚することができました。少しずつ成長している学生たちはまるで果物が色づき実ってくるようで、私の違和感は期待感に変わっていました。

　看護技術に関する図書や文献には、これまでの優れた看護実践から得られた多くの知見が紹介されています。しかし、その手順や方法だけでは学生がこれから看護する患者に必ずしも合うとは限らないのです。一人ひとり違う患者の生活をどのように援助するのか、患者に関心を向けた技術を学んでいくことが、看護実践につながる「基礎」だと思います。そうしたことが、この授業で「ねがい」として明確になり、実際に学生の育つ姿に触れた経験は、私の看護教育実践の「基礎」も確かなものにしてくれました。

（山口馨子）

引用・参考文献

★1 高杉真мак子，永井睦子，斉藤理恵子，相場百合，奥田奈美：看護実践力の育成を目指した看護技術演習の取り組み；まねる方法から学ぶ方法へ　全身清拭の看護技術演習を通して，神奈川県立平塚看護専門学校紀要，第14号，2009，p.1-8.

★2 高杉真子，永井睦子，目黒悟：看護教員の授業リフレクションに関する研究；基礎看護学における技術演習の授業デザインを再考する，日本看護学教育学会　第18回学術集会講演集，2008，p.125.

★3 前掲書★1，p.5.

★4 前掲書★1，p.7.

★5 目黒悟：看護教育を創る授業デザイン：教えることの基本となるもの，メヂカルフレンド社，2011.

★6 目黒悟，永井睦子：看護の学びを支える授業デザインワークブック；実りある院内研修・臨地実習・講義・演習に向けて，メヂカルフレンド社，2013.

★7 目黒悟：看護教育を拓く授業リフレクション；教える人の学びと成長，メヂカルフレンド社，2010，p.62-67.

★8 前掲書★7，p.24-35.

★9 前掲書★2.

★10 前掲書★1.

地域・在宅看護論

これまでも、これからも 在宅看護で大切にしたいこととは

　2022年度からの新カリキュラムでは、それまで統合分野のなかに位置づけられていた「在宅看護論」が、「地域・在宅看護論」と名称を変え、基礎看護学の次に位置づけられるとともに、単位数も4単位から6単位へと変更になりました。改正の趣旨をみるまでもなく、今後の看護基礎教育が、病院から地域・在宅での看護に力点を移そうとしているメッセージとしてはわかりますが、背景に国の財政を圧迫し続ける医療費をどのように抑えるかという政治・経済の論理が働いていることはいうまでもないでしょう。

　しかし、病院で行われる看護が"看護の一部"であることは、ずっと以前から言われてきたことだと思います。たとえば、ナイチンゲールは73歳のときに著した『病人の看護と健康を守る看護』[*1]のなかで、「将来——私は年老いているのでこの目で見ることはないであろうが——さらに道は開けてくるだろう。すべての幼児、すべての人たちが健康への最善の機会を与えられるような方法、すべての病人が回復への最善の機会を与えられるような方法が学習され実践されるように！　病院というものはあくまでも文明の発達におけるひとつの中間段階にすぎず、実際どんなことがあってもすべての病人を受けいれてよいという性質のものではない」[*2]と述べています。

　こうしてみると、増大した授業時間数をどうこなすのかといったことに目を奪われるのではなく、「地域・在宅看護論」のなかで何を学生に伝えていくのか、これまでも、これからも大切にしていきたいことは何なのかをしっかりと見つめ直してみることはとても大切だと思います。

　本稿で紹介する前田久恵先生の実践は、その意味でも私たちに示唆を与えてくれるといえるでしょう。

目黒　悟

在宅における終末期看護

→ 学生と共に考える授業のデザイン

　私は、病院勤務を経験したあと、訪問看護ステーションでの勤務を経て、3年課程の看護専門学校の教員となりました。学校では、在宅看護論（2022年度より地域・在宅看護論）を主に担当してきました。これまで、学生と共に授業を創っていきたいと思っていましたが、「あれもこれも伝えたい」という思いが強くなってしまい、難しさを感じていました。

　ここで紹介する授業デザイン[3,4]を行った授業は、3年課程2年次後期の在宅看護論（当時）「在宅医療に伴う支援」1単位30時間のうち、13回目と14回目の「在宅における終末期看護」です（**表**）。この2回の授業では、在宅で看取りを迎える療養者と家族への支援について学びます。13回目では「終末期にある療養者の苦痛の緩和」に焦点をあて、14回目では「在宅で看取りを迎える家族への支援」について教授する内容でした。

　私がこの授業で授業デザインに取り組もうと思った理由は、初めてこの授業を担当することになり、自分のなかでも授業をどのように進めていこうか不安や戸惑いがあったからです。終末期については、基礎看護学、成人看護学、老年看護学など、他の看護学でも行われているので、在宅看護論のこの授業で特に何を学んでほしいのかを明らかにする必要があると思いました。

　また、「在宅看護は、乳幼児から高齢者までのすべての世代が対象」[5]となり、在宅看護の場も「療養者の自宅はもちろんのこと医療機関や介護保険施設も含まれ」[6]幅広いのです。そのため、看取りを迎える療養者と家族の支援といっても、その状況によってはさまざまな方法が考えられるので、授業デザインを行い、自分自身のなかに授業の方向性をもって臨みたいと考えたからです。

■「学習者の実態」の把握

　今回、授業デザインを行うにあたって特に大切に考えたことは、「学習者の実態」の把握です（**図1**）。対象となる学生たちは、2年生41名、うち社会人経験者6名で、1年生のときに在宅看護概論を履修しています。その授

表　「在宅医療に伴う支援」のシラバス

授業科目	在宅医療に伴う支援	講師名	単位（時間）	1単位（30時間）
学習目標	1. 在宅で行われる医療処置及び医療技術について理解する。 2. 医療処置が必要な在宅療養者と家族の看護を理解する。 3. 在宅療養者及び家族を尊重した家族支援について理解する。			
回	学習内容			授業形式
1	在宅における褥瘡の管理			講義
2	在宅における経管栄養法管理			講義
3	在宅における中心静脈栄養法の管理			講義
4	在宅における膀胱留置カテーテルの管理			講義
5	在宅におけるストーマ管理			講義
6	在宅酸素 在宅人工呼吸器の管理			講義・機器体験
7	在宅酸素療法を必要とする人への看護			講義・GW
8	COPDのある在宅療養者への看護			講義・GW
9	在宅における呼吸リハビリテーション			講義
10	在宅人工呼吸器療法を必要とする人への看護			講義
11	難病で自己決定を必要とする人への看護			講義・GW
12	在宅で療養する子どもへの看護			講義
13	終末期にある療養者の苦痛の緩和			講義・GW
14	在宅で看取りを迎える家族への支援			講義・GW
15	試験まとめ			

業の開始時、「在宅看護にどのようなイメージをもっているか」確認したところ、在宅看護については高齢者が対象で、寝たきりや終末期というイメージを抱いていました。しかし、2年次前期の「在宅看護の技術」（日常生活援助技術）での授業終了後の学びの履歴シートのなかには、その人らしさを尊重することや家族支援が大切であるということが書かれていました。

　終末期に関しては、基礎看護学、成人看護学、老年看護学で授業が先行して行われていたため、それぞれの授業を担当した教員に授業中の学生の様子や、レポートの内容などを確認したところ、学生が終末期について興味・関心が高いことがわかりました。また、在宅の場での終末期を学生自身がどのようにとらえているのか知りたいと思い、厚生労働省が実施している「人生の最終段階における医療に関する意識調査」[*7]を参考に、授業の半年前に学生にアンケートを実施しました。その結果、70%近くの学生が人生の最終段階において過ごしたい場所を「自宅」と選んでいました。

図1　6つの構成要素による授業デザイン

２年次　在宅看護論：在宅医療に伴う支援（在宅における終末期看護）

学習者の実態

- 3年課程看護専門学校2年次 41 名、社会人経験者は6名である。
- 1年次に「在宅看護概論」・2年次前期に「在宅看護の技術」の科目が履修済みである。
- 基礎看護学、成人看護学、老年看護学において終末期について学んでいる。
- 終末期を過ごす場所についてアンケートを実施した結果、70%近くの学生が自宅で過ごしたいという意見をもっていた。しかし、家族に負担をかけたくない、家族が仕事をしていると難しいと感じている。
- 基礎看護学実習で3週間病棟実習を経験して、終末期の考え方や在宅での看取りについて学生のなかで変化が生じている可能性がある。
- この半年に、自宅で祖母が急死した学生と、入院していた父親をがんで亡くした学生がいる。

目　標

- 在宅における終末期の各時期の看護について考えることができる。
- 在宅終末期にある療養者の苦痛を緩和するための支援を理解することができる。
- 在宅で看取りを迎える家族の支援について考えることができる。
- 在宅での看取りの現状を知ることができる。

教授方略

- 学生が在宅療養のイメージをもてるように、学生自身の家庭に置き換えて考えられるようはたらきかける。
- 終末期において苦痛を抱えている在宅療養者へのアプローチについて、実際の動画を授業中に視聴し、学生が在宅終末期の各時期・各場面の本人の言動、家族の言動の気がかりを取り上げ、看護師としてどのように対応すればよいのかを考え、グループワークにて共有し、考えを広げ、看護としての意味づけを行えるよう支援していく。
- 家族支援については、私自身が訪問看護で受け持った、家族への対応を学生と共に考える。
- 学生たちも療養者の多くと同様に、自宅で最期を過ごしたいとの思いがある反面、家族に負担がかかることやどのようにかかわっていけば、このように自分たちと同じ思いをもつ家族と療養者が安心して過ごしていけるのか考える。
- 死を迎えるのではなく、最期まで生きるという発想へと見方を変換し、その人を看ていけるようにする。
- 看取りの現状を提示し、統計から読み取れることの意味を学生自身が考えられるような機会をもつ。
- 在宅での看取りの良さは伝えたいが、どのような場所であってもその人らしく最期が迎えられるよう支援することが重要であり、在宅での看取りが成立するためには条件があることを視聴する動画や事例をとおして学生自身が感じられるようにする。
- 身近な家族の死を迎えた学生たちが授業中に家族のことを思い出し、動揺するようなことが生じた場合は、学生の感情を受け止め、我慢しなくていいと伝えていく。

教材の研究

社会の現状としては、在院日数が短縮化されている超高齢社会を迎えているため、看取りの場が病院から在宅に移行しつつある。在宅での看取りを学ぶことで、死ではなく最期までその人らしく生きるという発想の転換につながり、対象の QOL について考える機会となる。

ここでは、既習の症状緩和支援を、在宅という医療従事者がそばにいない状況での対応に置き換えて学んでいく。

在宅での看取りにあたっては、家族への死の準備教育が欠かせない。概論では、家族を看護の対象と学んではいるが、ここでは具体的な事例をとおして家族支援の重要性を学び、家族を一単位として看護することの意味をおさえていく。

ねがい

在宅での看取りを実現するには、本人の苦痛をやわらげること、家族の支援と家族への死の準備教育が大切であることを知り、支援方法について考えてほしい。

どのような場所であっても、その人らしく最期を迎えることのすばらしさを感じてほしい。

看取りは、死を待つのではなく、生き抜いたうえでのゴールであると感じてほしい。
授業をとおして学生自身で考えてほしい。

学習環境・条件

A 看護専門学校 2 階、日当たりがいい教室である。
教室は広く、GW 時の机の移動には十分なスペースがある。
DVD はプロジェクターをとおしスクリーンに映し出し、大きな画面で見ることができる。

さらに、看取りについて、学生自身の経験も知りたいと思い、身近な人の看取りの経験があるのかについても事前に確認しました。すると、この半年間に身近な人の死に出会っている学生が2名いることがわかりました。

■私の「ねがい」

私が、病院で勤務している際に出会ってきた患者の死は、急変によるものが多く、家族も死に対して心の準備が整わない状態でした。「なぜなのか?」「こんなはずじゃなかった」と、家族のことばを聞くたびに自分自身も辛く切ない思いをしましたし、看護師として何かできることはなかったのかと無力感を感じることが多々ありました。その後、訪問看護師となり、在宅での看取りを経験した際に、家族が心の準備を十分に行えるよう看護師がかかわることで、「最愛の家族を失うことは悲しいことであるが、住み慣れた自宅でその人らしく最期を迎えられてよかった」と思っている家族に出会うことができるようになってきました。その経験から、「どのような場所であっても、その人らしく最期を迎えられることのすばらしさを感じてほしい」という「ねがい」が明確になりました。

「どのような場所であっても」としたのは、在宅での看取りだけがよいことであるという価値づけを学生にしてほしくないと思ったからです。揺れ動く療養者と家族を支援し、療養者と家族の自己決定を支えることの大切さを知ってほしい。そして、「在宅での看取りを実現するには、本人の苦痛をやわらげること、家族の支援と家族への死の準備教育が大切であることを知り、支援方法について考えてほしい」と思いました。また、看取りを迎えるということは、「死を待つのではなく、生き抜いたうえでのゴールであることを感じてほしい」と思いました。

さらに、授業全体としては、いつも学生が考える授業を展開していきたいと考えていましたので、「ねがい」には「授業をとおして学生自身で考えてほしい」という自分の授業で大切にしたいと思うことも挙げました。

■「目標」の具体化

このような私の「ねがい」を踏まえ、次に「目標」を具体的に考えました。終末期と一言でいっても、終末期の各時期によって過ごし方も変わってくるので、目標を「在宅における終末期の各時期の看護について考えることができる」としました。また、「在宅終末期にある療養者の苦痛を緩和するための支援を理解することができる」を挙げました。さらに、看護師は、別れを余儀なくされる家族の心情を理解し、寄り添う姿勢が求められます。在宅で

最期のときを迎えられた家族もいますが、最終的に病院を選択する家族もいます。療養者と家族がどのような場所であってもその人らしく最期を迎えるためには家族への支援が欠かせないと考え、家族の揺れ動く気持ちを理解し、自己決定を支えることの大切さを知ってほしいと思い、「在宅で看取りを迎える家族の支援について考えることができる」としました。

　一方で、「総死亡数の変化と主な死亡場所の将来推計」*8 では、2030年には、患者が望む場所での看取りが難しくなるといわれているため、「在宅での看取りの現状を理解することができる」とし、理想と現実のギャップの要因について考えてほしいと思いました。

■「教材の研究」を深める

　社会の現状としては、在院日数が短縮化され、超高齢社会を迎えているため、看取りの場が病院から在宅に移行しつつあります。とはいえ、「平成29年度版 看護白書」では、「死亡場所の推移については、1951年の時点では『自宅』で死亡する者の割合が8割以上を占めていたが、『医療機関』で死亡する者の割合が年々増加し、1976年には『自宅』で死亡する者の割合を上回り、2015年では『医療機関』で死亡する割合が、74.6％を占め、『自宅』で死亡する割合は12.7％となっている。一方、治る見込みがない病気になった場合、どこで最期を迎えたいかについての調査では、『自宅』が54.6％と最も多く、次いで『病院などの医療施設』が27.7％」*9 となっています。また、「厚生統計要覧（令和2年度）」によると、実際に「在宅での看取りは13.6％」*10 と低いため、在宅での看取りができる社会をつくっていくことが大切だと思いました。さらに、「訪問看護のターミナルケアを受けている利用者では、在宅での死亡が在宅以外より多いことが明らかになっている」*11 ため、在宅での看取りにおいて看護師の果たす役割は大きいと考えました。そして、国が推進している地域包括ケアシステムの構築においても、学生が在宅での看取りを学ぶことは、最期までその人らしく生きるという発想の転換につながり、対象のQOLについて考える機会になると考えました。

　在宅での看取りにあたっては、すでに述べたように私の訪問看護師としての経験上、家族への死の準備教育が欠かせないと思っています。テキストには、吸引器の準備を勧めることや、起こりうることを事前に話すことなどが書かれていましたが、それ以上に家族の生活状況に根差した看護が必要であると考えています。具体的な事例をとおして家族支援の重要性を学び、在宅看護概論から学んできた、家族を一単位として看護することの意味をそれぞれの学生のなかで統合できるといいなと思いました。

■「学習環境・条件」の確認

　2年生がいつも学習している教室は広く、グループワーク時の机の移動には十分なスペースがあります。また、DVDはプロジェクターをとおしてスクリーンに映し出し、大きな画面で見ることができる環境でした。

■「教授方略」の工夫

　これまで検討してきた構成要素を踏まえたうえで、どのような方法で具体的に授業を展開していくか、「教授方略」を考えていきました。

　13回目の「終末期にある療養者の苦痛の緩和」の授業では、療養者の苦痛を緩和することと、その変化がとらえやすいように「NHKスペシャル　最後の願いを叶えたい　在宅でがんを看取る」というドキュメンタリー番組を授業中に視聴することにしました。この番組では、人生の最終段階において苦痛を抱えている在宅療養者へのアプローチの実際が収められており、番組のなかの療養者の変化を見ることで、学生は苦痛の緩和の重要性について考えられるのではないかと思いました。

　また、14回目の「在宅で看取りを迎える家族への支援」については、学生自身で看護師の対応について考えてもらい、クラス全体で共有したいと考えました。そこで、私自身が訪問看護で担当した50歳代男性Ａさん、すい臓がん終末期の療養者の家族への対応を2場面提示し、学生と共に考えることにしました。

　1つは、妻に「親戚の人に、病院に行けばもっとＡさんが楽に過ごせるのではないか？　こんなに苦しそうなのにどうして放っておくのか？　と言われ、このまま家で見ていていいのか戸惑いがある」と言われた場面で、もう1つは、妻から「看護師さん、今日逝ってしまうことはないよね。大丈夫よね」と言われた場面です。どちらの場面も、妻からそう言われたら、「看護師としてどのようにかかわるのか」を考えてもらうことにしました。また、2場面とも、まず学生個々でワークシートに自分の考えを書いてもらい、その後、周囲の学生と話し合い、クラス全体で共有するという流れで授業を進めていこうと思いました。

　そして最後に、私が訪問看護師として戸惑いを感じた場面であったことや、療養者の死後に葛藤と後悔が残った場面であったことを語ることで、「自分が家族だったら、訪問看護師にどのように接してほしいのか」ということを出発点にして考えてもらえればと思いました。

　また、授業を進めていくうえで、最近身近な人の死に出会った学生に対し

ては、その学生と家族の選択に間違いはないというメッセージを発信したいと思いました。20歳前後の学生に身近な人の死を肯定的に受け止めてほしいこと、思い出して感情が揺さぶられたときは、表出できるような環境をつくり、我慢しなくていいことを伝えていけるように配慮したいと思いました。

➡ 授業デザインで私が大切にしたこと

こうして6つの構成要素を考え、「ねがい」を明らかにすることで、目の前の学生にどのようなことを学んでほしいのかが具体的になってきました。そして、終末期について関心の高い学生たちが在宅での看取りを考えていくには、リアリティの高い場面を提示し、学生と共に考えていくことがよいのではないかという方略に行き着きました。

私自身が訪問看護師として、戸惑いや葛藤を感じた場面を提示することが、学生にとっては難しいのではないかという懸念もありましたが、学生間で共に考え、クラス全体で共有することで学びが深まるのではないかと思いました。また、在宅看護の対象は幅広い年齢層、さまざまな健康レベルの療養者と家族であり、看取りといっても多様性があります。すべてを網羅するよりも1事例から深く考えていくことが大切であると考えました。

授業デザインを行っていくなかで考えたことは、授業を行う看護教員の経験は一人ひとり違うため、教員が何を大切にしたいのかによって、教授方略が大きく変わってくるのではないかということです。看護師が目の前の患者の個別性に合わせた看護を実践するのと同じように、看護教員は、学生の実態を把握し、学生にどう成長していってほしいのか「ねがい」を明確にしたうえで、目の前の学生にどのように授業していくのか、さまざまな方法を検討していくことが大切だと感じました。

➡ 学生と共に考える授業の実際

ここまで、「在宅における終末期看護」全2回の授業デザインについて述べてきましたが、以下では、実際の授業の様子と、授業リフレクションで確かめられたことについて紹介したいと思います。

■13回目「終末期にある療養者の苦痛の緩和」の授業の様子

授業の導入では、厚労省で出している、総死亡数の変化と主な死亡場所の将来推計のグラフを提示し、「看取り難民になるといわれる約47万人の人た

ちが、どこで最期を迎えることになるのか」を考えてもらい、理由を含めてワークシートに記載してもらいました。その後、4〜5人のグループで考えたことを話し合ってもらうと、「病院がダメなら家しかないでしょ」という意見や、「でも自宅での看取りには限界があるんじゃない？」「看取りができるような新しい施設をつくっていけばいいのではないか」「ギリギリまで自宅で過ごして、病院に向かう途中で亡くなってしまう人もいるのかもしれない」など、さまざまな意見が出され、学生たちが現状を深刻に受け止めてくれているように感じました。

そこで、がんで療養する方の自宅での看取りとなると、さらに看取り率が低下している現状を説明し、「自宅で看取りを迎えるがん患者さんが少ないのはなぜなのか」を考えてもらいました。すると、学生たちからは、「家族が弱っていく姿を見ていられない」「患者の状態の変化に対応できない」「家族の負担が大きいのではないか」「家族が急変や状態が悪くなったときに家族では対応できないから」といった意見が出てきました。事前にアンケートをとっていたので、自分だったらという視点での学生の率直な思いが出ているのだなと感じました。

こうした学生たちの意見を踏まえて、がんで療養する方の看取りでは、苦痛症状の軽減や痛みのコントロールが重要になってくること、苦痛の緩和のために看護師としてどのような支援が必要かをみんなで考えていくことを伝え、予定していたドキュメンタリー番組の視聴に入りました。

最初に視聴したのは、痛みや吐き気が強く何もできない療養者の変化が描かれた場面で、「生活のなかでどのような変化が現れたのか、それはなぜか」をワークシートに記載してもらい、個人で考えたことをグループで話し合い、クラス全体で共有するという順で進めていきました。学生は、療養者の生活に視点をあてると、痛みをはじめとする苦痛症状の緩和に伴って、生活そのものに変化が現れ、生活の質にも影響してくることが理解できたようでした。

次に「家族に迷惑をかけたくない」という精神的苦痛を抱えている療養者への支援が描かれた場面を視聴しました。ここでは、「療養者が抱えている苦痛はどのようなものだったのか、どのようなかかわりが療養者に変化をもたらしたのか」について考えてもらいました。先ほどと同じように、まず自分で考えたことをワークシートに記載してもらうと、療養者の抱えている苦痛に関してはスムーズに書くことができていましたが、どのようなかかわりが療養者に変化をもたらしたのかについては、「何を書いたらいいの？」と質問してくる学生や、「難しい」と呟いている学生がいました。そこで、当初予定していた時間を延長して、じっくり考えてもらうことにしました。

すると、グループでの話し合いのなかでも、一人ひとりがしっかり意見を述べており、その意見について、他の学生が質問し、さらに意見を言ったり、他の学生の意見に拍手していたりする様子が見られました。当初3つ目の場面の視聴も考えていた私は、時間が気になりましたが、真剣にこの場面と向き合う学生たちの姿を見て、3つ目の視聴は取り止めとしました。

　その後、クラス全体の共有の場では、療養者が「もう先がないという不安や、そのことによって生きている意味がない」「夫の世話になって生きていても何の価値もない」「自分のことができなくなったら人間としての価値がない」といった苦痛を抱えていることが意見として出てきました。また、どのようなかかわりが療養者に変化をもたらしたのかについては、「入浴やリラクゼーションを取り入れることで、生活のなかの小さな目標が見つかり、生きる意味を見出している」ことや「本人の好きなことを取り入れることで、本人の苦痛が軽減し、笑顔が見られるようになった」「生活のなかで意欲がわいて、療養者の生活が豊かになっている」などの意見が出されました。

　学生から出てきた意見を聞いて、人の痛みは身体的・精神的・社会的・霊的な側面が複雑に絡み合って起きていて、総体的にかかわっていくことが必要であることが、ドキュメンタリー番組の視聴をとおして学べたのではないかと感じることができました。そこで、テキストに書いてある在宅ターミナル期の条件を、これまで出てきた学生のことばを使ってまとめながら説明し、授業を終了しました。

■14回目「在宅で看取りを迎える家族への支援」の授業の様子

　授業の導入では、前回の「終末期にある療養者の苦痛の緩和」の授業で考えた「自宅で看取りを迎えるがん患者さんが少ないのはなぜなのか」について想起してもらいました。そして、学生から出ていた「家族が弱っていく姿を見ていられない」「患者の状態の変化に対応できない」「家族の負担が大きいのではないか」などの意見を確認したうえで、今回の授業では、在宅で看取りを迎える療養者の家族に対してどのような看護をしていくのかについてみんなで考えていくことを説明しました。

　次に、今日の本題となる在宅で療養中のA氏（50歳代、男性）の事例を学生に提示しました。A氏は、すい臓がんで、腹痛や食欲不振があり、受診した際にはすでに進行しており、手術適応ではないと診断され、「治る見込みがないのであれば、家で過ごしたい」と在宅療養を希望し、1か月前から訪問看護を受けていました。日常の介護は妻が主にしています。

　そして、1つ目の訪問看護の場面として、「親戚の人に、病院に行けばも

っとＡさんが楽に過ごせるのではないか？　こんなに苦しそうなのにどうして放っておくのか？　と言われ、このまま家で見ていていいのか戸惑いがある」という妻に対し、「自分が看護師だったらどのようにかかわるのか」という問いを学生に投げかけました。

　個人ワーク中の学生は、比較的すんなり記入する学生と自分の考えを書くまでに時間のかかる学生がいましたが、まずは自分で考え、表現してほしいと思い、予定していた倍の時間をかけて学生の思考を待ちました。ところが、すんなり書いた学生もそのほとんどが、「妻の思いを聞く」「不安を聞く」など、漠然とした内容だったので、机間指導しながら個別に「妻に対して具体的にどんなことばをかける？」と促していきました。

　ほとんどの学生が記入できた時点で、席の近い学生と4～5人のグループになって、妻にどのようにかかわっていくか、話し合ってもらいました。すると、「A氏に聞いてみるといいよね」と言う学生の意見に対して、「A氏の意思は決まっているから、妻は不安になったのではないか」と言う学生がいたり、「具体的なことばを考えると難しいよね」や「家のなかのどこで、どんなシチュエーションでことばかけをしたらいいのかな」といった意見が出ていました。

　その後、全体の場で、グループのなかでどのような話が出ていたのか紹介してもらうと、学生からは「療養者と家族の自己決定を支えたい」と、まるでテキストを読んでいるような意見が出てきました。もっとグループのなかで出てきたありのままの意見を出してほしいと思い、「そのためにどのように声をかけるのか」と尋ねると、学生からは「病院に行ってもできることが限られるので、家で家族と過ごせるといいのではないか」という意見や「妻が在宅療養を継続するにあたって、何が不安なのか具体的に聞く」、「A氏にもう一度どうしたいか聞いてみてはどうか」などといった意見が出されました。学生の意見を聞きながら、私は当時の自分がこの訪問場面で、妻の本心を探るような気持であったこと、ことばを慎重に選ぼうとしていたことを思い出していました。

　そこで、ことばの裏にある心情に目を向けたうえで、妻の気持ちを聞くことの重要性と、看取りを迎える家族の気持ちは揺れ動くものなので、家族の不安に耳を傾け、家族のその時々の気持ちに寄り添っていくことが大切だということを、学生から出た意見を使いながら話しました。また、病院に行っても今の状態が改善するわけではないので、このまま「家で家族と過ごせるといいのではないか」という学生の意見が、妻にとっては自分の選択に間違いはなかったと思えるのではないかとも伝えました。

2つ目の訪問看護の場面は、妻と友人たちがＡ氏の思い出話をしながら歓談の時間を楽しんでおり、Ａ氏もいつになく穏やかな表情をしていたその日の訪問で、妻から「看護師さん、今日逝ってしまうことはないよね。大丈夫よね」と聞かれたという場面で、「自分が看護師だったら、妻にどのようにかかわるのか」を学生個々に考えてもらいました。

　すると、ペンが止まっている姿や何度も書き直している姿が見られ、「難しい」と呟いたり、「どうすればいいんだろう」と悩んだりしている様子も見られました。私は、真剣に考えようとしている学生の姿を目の当たりにして、やはり学生には難しい場面だったかなと思う反面、この場面を考えてもらってよかったと思いながら授業を進めていました。

　そして、グループでの話し合いに移ると、「どんな声のトーンで、どんな表情で、どんなことばかけをするといいのか」といった具体的なかかわりを話し合っている様子や、「以前、他の科目で安易な励ましはよくないと習ったけど、どのようなことばなら妻が安心するんだろう」と交互に意見を出し合っている様子が見られました。また、これまで気がかりに思っていた学生が「家族が不安だろうから安心させてあげたい」と家族に寄り添った思いを述べていたり、「妻は今日をどんなふうに過ごしたいと思っているんだろう」と妻のことばの奥底にある気持ちを推測していたりする学生の姿も見られ、内容に深まりが出てきているように感じました。

　全体の場で数名を指名し、グループで話し合った内容を紹介してもらうと、妻がなぜそう思うのかを聞いたうえで、「今の時間を大切にしてほしい、今日逝ってしまうのかどうかわからないが、最期に楽しい思い出が残り、笑顔でいられた時間を大切にしてほしい」という意見や、「命をはかることは誰にもできないので、根拠のない安易な励ましはしてはいけない」という意見も出ました。さらに、「今日逝くかどうかはわかりません。でも、今、Ａさんは多くの友人に囲まれて自分の家にいます。もし病院だと悲しい雰囲気になると思います。Ａさんがもし亡くなられたとしてもＡさんは最期まで自分の家で笑っていたことになり、ご家族もご友人も笑っていたことを思い出されるのではありませんか。今、この時間を大切にしてください」と、具体的なことばかけまで考えている学生たちもいました。他の学生は、発表する学生の顔を見ながらうなずいたり、具体的なことばかけの内容を自分のワークシートに書き込んだりしながら真剣に聞いていました。

　私は学生の考えを聞きながら、学生が考えたようにかかわったらどうだったのだろうか、妻はどんな反応をしたであろうかなど、そのときの訪問看護場面にタイムスリップしたような感覚になりました。そのときの感情がよみ

がえり、私自身の看護経験を振り返ることにもなりました。

その後、この事例は私自身が訪問看護で体験した場面で、そのときの私はことばに詰まってしまったことを学生に話したうえで、「みんなが考えてくれたようにかかわることができたら、きっと奥さんは安心して過ごすことができたと思う」と、学生の意見を聞いた率直な感想を話しました。すると、「やっぱり先生が以前話していた人と同じ人だね」「実際の場面では困るよね」と話している学生や自分のワークシートに線を引いている学生の姿が見られました。そして、「今だったら、私もみんなと同じようなかかわりをすると思う」と私の考えを伝え、授業を終了しました。

こうして、学生の考えたかかわりと、実際の訪問看護場面での私の気持ちや妻の反応を結びつけながら、教員と学生という関係を超えて、私自身も一人の看護者として看護を振り返り、学生と同じ目線で看護を語ることができたのではないかと思っています。

➡ 授業リフレクションの実際

今回の授業リフレクションは、当時同じ在宅看護論を担当していた他校の先生方にプロンプター（聞き役）*12 になってもらい、「カード構造化法」*13 を用いて行いました。

■印象カードとキーワード

授業の印象は『**成長しているんだな**』でした。カード構造化法では次のキーワードが得られました（**図2**）。「一人で考えるのは難しい」「気がかりだった学生」「学生の真剣な姿」「学生が考えていることを確認したい」「学生の意見に共感」「授業に対する私のねがい」「訪問場面にタイムスリップ」「学生のなかで授業がつながる」「学生の成長が感じられてうれしい」の9つです。

「一人で考えるのは難しい」 では、個人ワークをしているときに、学生のペンが止まっている姿や何度も書き直している様子が見られ、よく考えているんだな、学生はそれぞれ真剣に考えているから、一人ひとりの考えがまとまるまで待ちたいと思っていたことを確かめることができました。

「気がかりだった学生」 では、気がかりに思っていた学生が、今回は私が思っていた以上によく話し合いのなかに入っていたので、安心した気持ちになりました。そして、どのようなことを考えているのか知りたいなと、授業中に私が思っていたことを確かめることができました。

図2　カード構造化法のツリー図と得られたキーワード

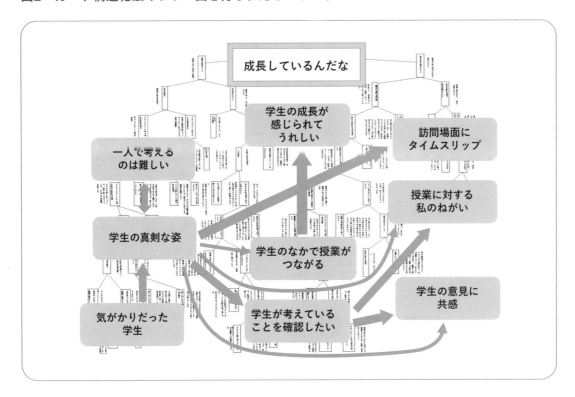

　「**学生の真剣な姿**」は、個人ワークにおいてもグループワークにおいても真剣に考えている学生の姿が見られたことから生まれたキーワードでした。一人ひとりがしっかりとした意見をもっており、事例のなかの妻に対して、どのような表情で、どのように話しかけたらいいのかと具体的なかかわりを話し合っている様子が確認できました。

　「**学生が考えていることを確認したい**」では、学生の考えをもっと知りたい、もっと具体的に知りたいという思いが私のなかにわき起こっていました。そのため、学生たちが考えた意見をクラス全体で発表してもらったときには、私のとらえ方がずれていないか学生の意見を1つひとつ確認していくことで、「**学生の意見に共感**」しながら授業を進めていたことが確かめられました。そこから、学生とのやりとりを大切にしたいという「**授業に対する私のねがい**」が新たに生まれてきたこともわかりました。

　また、訪問看護の2つ目の場面では、「妻がなぜそう思うのか」「今の時間を大切にしてほしい」「今日逝くかどうかわからないが、笑顔でいられる時間を大切にしてほしい」という意見が学生から出たことで、私は、学生があの訪問看護場面の妻を実際に知っていたかのような感覚になり、妻から「看護師さん、今日逝ってしまうことはないよね。大丈夫よね」と言われた瞬間

に、学生と共にあのときの**「訪問場面にタイムスリップ」**するような感覚を味わいました。そして、学生が考えた具体的なことばを実際に妻にかけていたら…、どのようになっていただろう…、あのときの私にもっとできることがあったのではないか…、と私自身の訪問看護師としての体験を振り返っていることにも気づくことができました。

このように、具体的にかかわりを考えることができている学生たちの様子からは、これまでの授業で学習した内容を思い出し、自分のなかで統合しながら考えていくことで、看護の学びが深まっていくのだと感じることができました。それは、**「学生のなかで授業がつながる」**とはこういうことなのかと実感する瞬間でしたし、**「学生の成長が感じられてうれしい」**という気持ちになっている自分自身を確かめることができました。

■キーワード相互の関連

次に、これら9つのキーワード相互の関連を見ていきました。「自分が看護師だったらどのようにかかわるのか」という問いは、「一人で考えるのは難しい」課題にも関わらず、「気がかりだった学生」だけでなく、クラス全体に考えようとする「学生の真剣な姿」が見られました。このような姿から、もっと「学生の考えていることを確認したい」と思い、また実際に確認することで「学生の意見に共感」し、新たな「授業に対する私のねがい」が明確になっていきました。

さらに、学生と共に妻へのかかわりを考えることで、「訪問場面にタイムスリップ」したような感覚を味わい、過去の体験と今の学生の意見が交差し、同じ目線で看護を語ることができたのではないかと感じました。そして、これまでの学習を統合して考えている学生たちの様子から、「学生のなかで授業がつながる」「学生の成長が感じられてうれしい」と思い、授業全体の印象の『成長しているんだな』になっていることがはっきりしました。

➡ 授業リフレクションをとおして確かめられたこと

これまでも、学生と共に授業を創っていきたいと思ってはいましたが、どのようにしていこうかと具体的に方略などを意識して変更したりすることはありませんでした。しかし、今回は6つの構成要素をもとに授業をデザインし、「授業をとおして学生自身で考えてほしい」という私の「ねがい」をもとに授業を展開しました。

在宅で看取りを迎える家族への支援を考えてもらうことは、学生にとって

難しい内容であったかもしれませんが、授業リフレクションを行うことで、学生と共に訪問場面にタイムスリップした感覚を得ることができ、私自身も自己の体験を振り返ることとなり、そのようななかで学生と対話し共に看護を語ることで、さらに学生は自分自身で考えていくことになったのではないかと思いました。

　これまでの授業では、私が看護の何かを教えるという感覚をもっていましたが、教えるということは、教員が一方的に何らかのものを与えることではなく、学生自身のなかに看護についての考えが芽生えるように支援していくものなのではないかと考えられるようになりました。そのためには、学生の持っている力を信じ、その力を活かせるように考える場をデザインし、学生との対話をとおして共に授業を創っていくことが大切だと実感することができました。

　また、今回、授業リフレクションを行い、具体的な学生の成長を手に取るように感じることができたことは、私にとって本当にうれしいことでした。

➡ 今後の授業に向けての手がかり

　今回の授業リフレクションをとおして、今後の授業に向けて取り組んでいきたいと思うことがいくつかあります。

　まず、自分の「ねがい」を明らかにすること、6つの構成要素をていねいに考え、授業デザインすることです。

　次に、授業リフレクションをするまでは気づかなかったことですが、なかなか答えが出せない学生の反応を「真剣な姿」と受け止めることができている自分がいました。そして、学生の状況に合わせて時間調整をすることで、学生自身の学びが深まっていることも確かめることができました。ですので、表面的な授業の印象に一喜一憂するのではなく、今後も授業リフレクションを継続し、授業のなかで起きていることをていねいに確かめていきたいと思います。

　また、今回の授業リフレクションでは、学生の考える力と成長を実感することができました。これからも学生の力を信じ、学生と共に考える授業を創っていくことを大切にしていきたいと思います。

　そのためには、学生が興味をもてるようなリアリティのある看護場面を提示することで、学生の気持ちを揺さぶり、学生と共に考える授業を展開していくことが必要だと考えます。看護の実際の現場は、個別性に富んでいて多様性があり、かかわりには決まった方法があるわけではないと思います。学

生自身が看護の場面から対象へのかかわりを想像し、看護師として自分がどのようにかかわっていくのかという考え方を授業で学んでもらいたいと思うようになりました。

　実際、私はその後も、この授業を学生たちに毎年行っています。私自身のなかにある授業の「ねがい」は変わらないものの、「学習者の実態」が変わることによって、配慮することや授業の進め方、学生の反応に応じたやりとりには大きな違いがあることにたびたび気づくことがあります。もちろん、授業を進めるなかで、学生から予想外の反応が出たときには、一瞬戸惑うこともありますが、そのときは「ねがい」に戻り、学びを深めるチャンスと思えることも増えたように感じています。

　さらに、その後の授業では、家族や身近な人の看取りを経験した学生から、家族の立場としてそのときの気持ちを話してもらうなど、「学習者の実態」を大切にして授業を工夫していくことに取り組んでいます。看護師として患者の生活背景を踏まえて看護を考え実践するのと同様に、今後も学生の背景を把握し個別性を大切にしながら、学生と共に考える授業を展開していきたいと考えています。

　2022年度からの新カリキュラムでは、在宅看護論が、地域・在宅看護論と名称を変え、基礎看護学の次に位置づけられました。とはいえ、地域での暮らしや生活を知り、暮らしの延長線上に入院や看取りがあること、そして、ふだんからどのような暮らしを望んでいるのかを知ることが、その人の意思決定にかかわっていくうえで大事なことに変わりはないと思います。住み慣れた地域でその人らしく最期を迎えるためには、地域・在宅・病院と看護の場が変わっても看護がつながっていること、さまざまな職種と連携、協働していく大切さを、これからも意識して授業を行っていきたいと思っています。

（前田久恵）

地域・在宅看護論

これまでも、これからも、変わらず大切にしたいこと

■「わかりやすい授業」への懐疑

　ここでは、前田久恵先生に「在宅における終末期看護」の授業デザインから実際の授業の実施、授業リフレクションに至る一連の過程を紹介してもらいました。この授業は、前半（13回目）の「終末期にある療養者の苦痛の緩和」と後半（14回目）の「在宅で看取りを迎える家族への支援」の全2回で構成されたものでした。

　読者の皆さんのなかにも感じられた方がいらっしゃるかもしれませんが、前半の授業でのドキュメンタリー番組の部分視聴をとおして、臨床経験のない学生が「療養者が抱えている苦痛はどのようなものだったのか、どのようなかかわりが療養者に変化をもたらしたのか」を考える難しさもさることながら、後半の授業については、前田先生自身も「訪問看護師として、戸惑いや葛藤を感じた場面を提示することが、学生にとっては難しいのではないかという懸念もありました」と述べているように、実現した授業は、決して「わかりやすい授業」ではなかったと思います。

　一般に、看護学生に限らず多くの人たちにとって、難しい授業より、難しくない授業、すなわち、わかりやすい授業が望まれることは容易に想像できることだと思います。実際、どうやったらわかりやすく教えられるのかということに、日々、心を砕いている看護教員や実習指導者、病院や施設で教育に携わっている人も少なくないのではないでしょうか。

　ところが、授業で扱っている内容によっては、必ずしも難しくないことやわかりやすいことがよいとは言い切れないこともあると思います。

　迷わずサクッと答えが出るように学生を導くことが、本当によいことなのか。学生のなかに価値葛藤が起きたり、悩んだり、苦しまなくてもすむように、手とり足とり教え、教えられた通りに学生ができるようになりさえすれば、それでよいのか。果して、そういう楽な道を選ばせることが、これから人と向き合ってかかわることを専門にする看護師になろうとしている学生にとって、本当に大事なことなのか——。そういったことをあらためて私たちに考えさせてくれるのが、ここで紹介した前田先生による「在宅における終末期看護」の授業だったといってもよいと思います。

■「難しいこと」を「難しいこと」として学ぶ授業の大切さ

　たとえば、無菌操作をテーマに扱う授業などでは、きちんとこうやりましょうということを学んでもらう必要があるのは当然だと思います。しかし一方で、看護の奥深さや、簡単に答えの出ないような看護の対象とのかかわりを学ぶ授業も大切だと思います。授業のテーマが、在宅看護であることに加え、それが終末期看護であればなおさらでしょう。この意味で、特に後半の授業は、経験を積んだ訪問看護師でも対応に苦慮するような場面を直球で学生にきちんとぶつけることで、学生たちは難しいことを難しいこととして、しっかりと考える大切さを実感できたのではないかと思います。

　とはいえ、前田先生の報告を読んでいただければわかる通り、はじめから学生がそうなれたわけではありません。最初に提示した訪問場面では、個人ワーク中にすんなり書けた学生のほとんどが、漠然とした内容にとどまっていたため、先生が個別に声かけを行っていくことになりますし、全体の場ではテキストに書いてあるような内容が出てきてしまい、再び声かけが必要にもなっています。そのかいあって、学生の考えや意見が具体性を帯びたものになっていったことはいうまでもありません。次に提示した訪問場面では、「真剣に考えようとしている学生の姿を目の当たりにして、やはり学生には難しい場面だったかなと思う反面、この場面を考えてもらってよかった」と先生が思えるまでになるのです。

　この授業には、私も立ち会わせてもらっていたのですが、「真剣」にといった学生の姿勢や態度の面だけでなく、前田先生が「内容に深まりが出てきている」と述べているように、提示された訪問場面と向き合う学生たちの変化にはめざましいものがありました。学生が難しいことを難しいこととして、しっかりと考えられるようになるには、このようなその時その場の学生の状況に応じた先生のかかわりが大切なのはもちろん、予定の時間を変更してまで学生の思考を「待つ」ことも大切になってくることを、あらためて教えてもらったように思います。

■教える人と学ぶ人の垣根を超えて

　前田先生は2つ目に提示した訪問場面での学生とのかかわりを振り返って、「学生と共にあのときの『訪問場面にタイムスリップ』するような感覚を味わいました。そして、学生が考えた具体的なことばを実際に妻にかけていたら…、どのようになっていただろう…、あのときの私にもっとできることがあったのではないか…、と私自身の訪問看護師としての体験を振り返っ

ていることにも気づくことができました」と書いています。

　ここで注目しておきたいのは、今回の授業では、授業者と学習者という関係を超えて、一緒に一人の看護者として共に看護を考えるというような授業が実現したということです。こうした看護の本質にかかわる内容の授業では、いわゆる教える人と学ぶ人という関係は消失し、互いに真っ直ぐ対象にまなざしを向けて、どうすることが対象にとってよりよいのかを考えることが可能になるのだと思います。経験者も初学者も垣根を超えて共に看護を考える時間が過ごせるのだということを、まざまざと教えてくれるのが今回の前田先生の授業だったといってもよいでしょう。

　このような授業が実現したのも、前田先生の根底にあった「学生と共に授業を創っていきたい」という教育者としての大きな意味での「ねがい」が一貫していたからこそなのだと思います。前田先生が授業の最後に語った「今だったら、私もみんなと同じようなかかわりをすると思う」ということばを受け止めた学生たちの表情には、先生との一体感とこれから難しいことに挑んでいく者としての頼もしさが感じられたことを、今でも印象深く思い出すことができます。

■変わらず大切にしていきたいこと

　在宅での看護というと、最初に思い浮かぶのは、対象の幅広さもそうですが、病院のように設備や物品が十分に整わないなかで、その時その場の状況に応じた柔軟な判断やかかわりが、病院の看護師以上に訪問看護師には必要になるということです。そのため、これまでの「在宅看護論」が、統合分野のなかに位置づけられていたということについては、学生が看護の学びを統合した先にあるものとして一定の理解もできました。しかし、今回のカリキュラム改正では、「地域・在宅看護論」として基礎看護学の次に位置づけられたわけですから、前にも述べたように、そこで何を学生に伝えていくのか、これまでも、これからも大切にしていきたいことは何なのかをしっかりと見つめ直してみることがとても重要だと思います。

　この意味で、前田先生が本稿の最後に書いている「ふだんからどのような暮らしを望んでいるのかを知ることが、その人の意思決定にかかわっていくうえで大事なことに変わりはない」ということばは、これからの「地域・在宅看護論」の授業を考えていくうえでも、まさに本質なのではないかと感じます。前田先生には今後も「難しいこと」を「難しいこと」として大切に学ぶ授業を、学生と共に創り続けていっていただけたらと思います。

（目黒　悟）

"学生と共に考え、学生に学ぶ"

　ここで紹介した在宅看護論の授業では、私が経験した訪問看護の場面を学生と共に考えていきました。ていねいに授業デザインしたことで、学生と共に看護について語り、学生の持つ力のすばらしさを実感できました。自分の経験をただ伝えるのではなく、経験をとおして生まれた問いを学生と共に考えたことが、授業の手ごたえにつながったと感じています。その後も同じテーマの授業を行っていますが、学生の考えることや反応も毎年違いがあります。なかには学生が家族として経験したことを話してくれたりすることもあり、学生の経験から私自身が学ばせてもらうこともあります。また、そのときに自分自身で答えが出せなくても、実習で同じような場面に直面し、授業のことが活きたり、つながったりする学生もいます。ですから、常に目の前の学生の反応を大切にし、今、答えが出ないことに良し悪しをつけるのではなく、学生が学びの積み重ねをとおして自分なりの答えにたどり着けることを信じて、学生と共に看護を考え、学び合えるような授業を創っていきたいと思います。

（前田久恵）

引用・参考文献

★1 フロレンス・ナイチンゲール著，湯槙ます監修，薄井坦子，他編訳：病人の看護と健康を守る看護，ナイチンゲール著作集第二巻，現代社，1974，p.125-155.
★2 前掲書★1，p.144.
★3 目黒悟：看護教育を創る授業デザイン；教えることの基本となるもの，メヂカルフレンド社，2011.
★4 目黒悟，永井睦子：看護の学びを支える授業デザインワークブック；実りある院内研修・臨地実習・講義・演習に向けて，メヂカルフレンド社，2013.
★5 河原加代子他：系統看護学講座　統合分野　在宅看護論，第5版，医学書院，2020，p.26.
★6 前掲書★5，p.11.
★7 厚生労働省：平成29年度 人生の最終段階における医療に関する意識調査 結果（確定版）．
https://www.mhlw.go.jp/file/05-Shingikai-10801000-Iseikyoku-Soumuka/0000200732.pdf（最終アクセス　2023/8/1）
★8 厚生労働省：死亡場所別、死亡者数の年次推移と将来推計＜厚生労働省：地域包括ケアシステムの構築，2015，p.13-14＞
https://www.mhlw.go.jp/file/05-Shingikai-12301000-Roukenkyoku-Soumuka/0000086353.pdf（最終アクセス　2023/8/1）
★9 日本看護協会編：平成29年度版 看護白書，日本看護協会出版会，2017，p.24.
★10 厚生労働省：厚生統計要覧（令和2年度）第1編　人口・世帯　第2章　人口動態
https://www.google.com/url?client=internal-element-cse&cx=005876357619168369638:ydrbkuj3fss&q=https://www.mhlw.go.jp/toukei/youran/indexyk_1_2.html&sa=U&ved=2ahUKEwilgvfbjaz3AhVKE6YKHcD4COIQFnoECAMQAQ&usg=

AOvVaw3yWesSUlCevO1JUJNmoniv（最終アクセス2023/8/1）

★11 公益財団法人日本訪問看護財団：令和2年度　日本財団助成事業　訪問看護師向け在宅看取り教育プログラムの開発事業　報告書, 2020, p.1.
https://jvnf.or.jp/katsudo/kenkyu/2020/mitorihoukokusyo.pdf（最終アクセス2023/8/1）

★12 目黒悟：看護教育を拓く授業リフレクション；教える人の学びと成長, メヂカルフレンド社, 2010, p.62-67.

★13 前掲書★10, p.24-35.

成人看護学

成人看護学の授業を工夫するとはどのようなことなのか

　本書で紹介する講義・演習の授業デザイン・授業リフレクションの実際は、看護教員によるものが中心ですが、ここで取り上げるのは、臨床看護師による成人看護学の授業です。

　成人看護学というと、概論の授業では扱う内容が多岐に及ぶため、どうしても臨床の現実から離れてしまうところがありますが、ここで紹介するような疾患に応じた看護に焦点があてられる授業では、学生もそれまでの基礎看護学や臨地実習での経験を活かしながら、より臨床の現実に近い看護を学べることが期待できます。

　とはいえ、工夫の乏しい授業では、膨大な量の専門的な知識の詰め込みになってしまい、学生が興味のもてない一方的なものになってしまうこともしばしばです。よく「臨床経験を話すと学生は興味を示してくれる」ということを聞きますが、それで授業を工夫したつもりになられても困ります。経験談に学生が興味を示したからといって、それ以外の授業の内容まで興味をもって学ばれるとは限らないからです。

　このことは、事例やグループワークを授業に取り入れたとしても同様です。事例の内容やその扱い方によっては、授業を不必要に難しくしてしまうこともあるでしょうし、グループワークの目的や方法によっては、それまでの授業の流れとグループワークが別物になってしまうこともあるからです。

　果して、授業を工夫するとはどのようなことなのか、あらためて私たちに教えてくれるのが、ここで紹介する成人看護学の授業デザイン・授業リフレクションです。

　　　　　　　　　　　　　　　　　　　　　　　　　　　　目黒　悟

➡ 「虚血性心疾患患者の看護」の授業の位置づけ

　ここで紹介する授業を行った当時、私は循環器内科・心臓血管外科・口腔外科の病床がある病棟の看護師長をしていました。2003年度に神奈川県立保健福祉大学実践教育センターの教員養成課程「看護教員養成コース」を修了し、その後も現在の所属なので、看護学生が臨地実習に来たときには、かかわる機会がありました。しかし、講義を行うのは、看護教員養成課程での看護教育実習以来、久しぶりだったので、授業の準備をするにあたって目黒悟先生に相談したところ、授業デザイン[*1,2]を行うことを勧められました。

　看護専門学校から依頼されたのは、看護専門学校3年課程の2年生後期に行う、成人看護学IV（循環器・脳血管障害のある対象の看護）1単位30時間15回のなかの「循環器障害のある対象の看護（90分6回）」（**表**）の講義です。私はそのなかの2・3回目「虚血性心疾患患者の看護」を担当することになったので、この授業を行うにあたって、授業デザインに取り組むことにしました。

　看護専門学校のシラバスでは「虚血性心疾患患者の看護」は、次の4つのテーマで講義が組み立てられていました。

（1）発症直後から生命維持の危険が高い時期の看護
（2）主な検査治療を受ける患者の看護
（3）生命維持の危険の高い時期を脱し安静が拡大されていく時期の看護
（4）社会復帰に向けての看護

　虚血性心疾患患者は、急性期には患者の病態把握、精神的ケアなど瞬時の判断が求められます。急性期を脱したあとは、その疾患を抱えながら社会生活を続けていく患者の指導が大切になります。学生が疾患の理解を深めるとともに、その看護をどのように授業で考え学ぶことができたらよいだろうと思い、授業デザインを考えていくことにしました。

表　循環機能障害のある対象の看護（90分6回）

ねらい：健康障害をもつ成人を理解し、治療・回復過程に応じた看護の役割および展開について学ぶ。		

回	テーマ	含まれる内容
1	循環機能障害のある患者の看護 　　血圧異常患者の看護	身体に与える影響 生活習慣改善のアセスメントと看護活動
2	虚血性心疾患患者の看護 （1）発症直後から生命維持の危険が高い時期の看護 （2）主な検査治療を受ける患者の看護	労作性狭心症・冠攣縮性狭心症 急性冠症候群　症状と看護 心原性ショック・胸痛　不安 検査・心臓カテーテル 治療・PCI・CABG
3	虚血性心疾患患者の看護 （3）生命維持の危険の高い時期を脱し安静が拡大されていく時期の看護 （4）社会復帰に向けての看護	心臓リハビリテーション 再発予防への看護活動
4	心不全患者の看護 　　急性心不全	症状のアセスメントと看護活動 フォレスター分類
5	心不全患者の看護 　　慢性心不全	慢性心不全の予防と治療
6	心不全患者の看護 　　自己管理に向けた患者教育	食事療法 内服薬の管理 リスクファクターと生活習慣の改善

→ 6つの構成要素による授業デザイン

　看護教員養成課程において授業デザインは学んでいましたが、久しぶりだったので、今回は『看護の学びを支える授業デザインワークブック』[*3]をもとに考えていきました（**図1**）。

■「学習者の実態」をとらえる

　今回授業を行う看護学生は、3年課程看護専門学校の2年生後期の51名（男子6名、女子45名）で、高校卒業後の学生が40名、社会人経験のある学生が11名です。私は病院の所属ですから、ふだんからこの学生たちに接しているわけではありませんので、上記については看護教員から情報を得ました。また、学内では直前に「循環機能障害のある患者の看護」として血圧異常患者の看護の授業を終了したばかりであることや、数日前に全員が老年看護学実

習Ⅰ（2単位）を経験していることを聞き、「学習者の実態」をとらえる手がかりとしました。というのは、老年看護学実習Ⅰでは、私が所属していた病棟でこのうちの7名が実習をしており、さらに1年生の前期の基礎看護学実習Ⅰや後期の基礎看護学実習Ⅱでも15名の学生が実習を行っていました。ですから、循環器障害のある患者を担当して、患者のイメージがもてる看護学生がいることが確認できたので、循環器障害のある患者に接した学生の経験を少しでも活かして授業デザインを考えることができたらと思いました。

　さらに、クラスの特徴は、目標に向かって1つのことをやり遂げようとする雰囲気があるということを教員からうかがったので、臨床の場をよりイメージし、虚血性心疾患の患者の看護をクラスで考えたり、事例をもとに具体的な援助が学べるようにしたりしていきたいと考えました。

■臨床看護師として私が考えた「ねがい」

　このような学習者の実態から、「ねがい」を考えていきましたが、臨床にいる私は、どうしても「ねがい」が膨らみすぎることに気づきました。あれもこれも伝えたいというような思いが広がりましたが、「この授業をとおして」ということを念頭に置いて、「ねがい」を絞り込んでいくことにしました。そして、明確になったのが次の3つです。

　1つ目は、「虚血性心疾患を患いながら社会生活をしていかなければいけないことがどういうことなのかを理解してほしい」です。患者にとって入院生活はほんの一部にすぎません。入院中の看護師のかかわりが、退院後の患者のセルフコントロールに大きく影響してきます。病気をもちながら、社会生活を送るということをイメージしてほしいと考えました。

　2つ目は、「急性期には、看護師の観察がいかに大切かを知ってほしい。ベッドサイドにいる看護師だからこそ気づくことができることがあることを考えてほしい」です。虚血性心疾患の患者の急性期は、疾患や侵襲により全身状態が不安定です。また、胸痛など自覚症状があり、患者の訴えや得られた情報からアセスメントし、ケアや治療に早期につなげていくことが重要です。そして、胸痛などから特に死の恐怖に直面する患者も少なくありません。そのなかで、患者にとって身近にいる看護師の存在は大きいと考えます。患者・家族を取り巻く医療チームのなかでの看護師の役割をわかってほしいと考えました。

　3つ目は、「虚血性心疾患患者の社会復帰に向けての看護では、患者の自己管理能力を最大限に発揮できるようにすることが必要である。患者が疾患を抱えながら社会生活が送れるように患者・家族を支援することも看護であ

図1　6つの構成要素による授業デザイン

2年次　成人看護学Ⅳ　虚血性心疾患患者の看護　（90分×2）

教授方略

・心筋梗塞患者事例を通して各時期の看護について考える。
・藤沢太郎さん（仮名）40歳代　男性　営業職　家族　嗜好の情報を提示。
・救急搬送から治療が終了し、心臓リハビリ、社会復帰の支援までを考えていく。
・事前の情報だけでは足りないと思うが、各時期においてもっと知りたい情報も出てくると思うが、各時期においてどのような情報が必要かも考えられたらよい。

(1) 発症直後から生命維持の危険が高い時期：救急車で運ばれ、すぐに大切な検査、処置などが行われる時期として看護師として何が大切かを発問する。観察・家族・家族への配慮などがおこなわれたかどうか説明ができるように場面設定をし、グループワークを行う。
(2) 心臓カテーテル、12誘導、心エコーについて実際の写真などを用いて説明、治療法について説明をし、PCI・CABG手術について具体的な手術方法の説明をし、理解を深める。藤沢さんには急変処置が行われたかどうかの説明ができたかを3場面設定し、グループワークを行う。
(3) 心臓リハビリテーション学会の推奨している心臓リハビリテーションの実際や当院で行われている心臓リハビリテーションの実際を紹介、看護師の役割について説明する。
(4) 藤沢さんが疾患とともに社会生活を送ることは、ただやくなく、入院中にどのようなかかわりが必要か、また社会生活背景を知るための情報が必要なこと、そのうえで、退院指導には何らかが必要か考え、生活指導という点で簡単に塩分制限、水分制限などの制約を伝えることであるが、自分たちも患者と一緒に考えられることを大切に、自分たちも社会生活を考えられることを、グループワークをとおして考える機会とする。

学習環境・案件

・看護専門学校　教室　2階　日当たりが良い教室。
・教室にホワイトボード。
・グループワークを行うための教室の広さがある。
・パソコンがあり、DVD等が見られる機能も備えている。

目標

(1)虚血性心疾患の患者の危機的状態の観察について理解ができる。
(2)危機的状況に陥った患者・家族の心理を理解し看護師としての役割について理解する。
(3)虚血性心疾患の患者の回復期が理解ができる。
(4)生活復帰について患者と共に考えていくことが大切であることを理解できる。

ねがい

・虚血性心疾患を患いながらも社会生活をしていることというのがなければいけないことを、看護師が大切なのかを理解してほしい。
・急性期には、看護師の観察が大切なことをも気づくことができるということを考えてほしい。ベッドサイドにいる看護師だからこそ気づくことができることを考えてほしい。
・虚血性心疾患の患者の社会復復帰での看護では、患者の自己管理能力を最大限に発揮できるようにすることが必要であること、そのうえで、患者の疾患を抱えながら社会生活が送れるように患者・家族を精神的に支援することも看護であることをわかってほしい。

学習者の実態

・3年課程看護専門学校　2年次後期　51名（男子6名　女子45名）
新卒者40名　社会人経験者 11名
・循環機能障害のある患者の看護（血圧異常患者の看護）の授業を終了したばかりである。
・教員による授業は、目標に向かって1つのことをやり遂げるような風土がある。
・老年看護学実習（3週間）を終了。7名は循環器・循環器実習で実習を行っている。
・1年次臨地実習、2年次臨地実習15名の学生が循環器病棟での実習を行っている。

教材の研究

成人看護学Ⅳ　虚血性心疾患患者の看護
(1) 発症直後から生命維持の危険が高い時期の看護
虚血性心疾患について理解を深める。急性期の看護は、患者の病態の把握と患者の訴え、得られた情報から患者の状態をアセスメントすることが重要。虚血性心疾患患者の症状の特徴（胸痛・動悸・浮腫・チアノーゼ・めまい・失神・四肢冷感・ショック）をとらえる。

(2) 主な検査治療を受ける患者の看護
心臓カテーテル・PCIの治療、CABGの手術を受ける患者の処置前には患者の不安やイメージできるかかわりが必要。そのため置前には患者の不安軽減がイメージできることが大切にはどのような検査・治療などの看護をしていくことが大切である。処置後は再検査予防に関連した患者看護ができるように努めること、心臓手術の術前には集中治療室でのイメージなどと患者の不安軽減に努めること、手術後の術後管理では術後の身体的な特徴をとらえることも重要、術後疼痛へのアプローチも大切。

(3) 生命維持の危険が高い時期を脱し安静が拡大されていく時期の看護
セルフコントロールを続けるためにも心臓リハビリテーションとは大切であり、目的と看護師のかかわりについてわかる。成人期にある患者が安静な社会生活を続けていくことを、看護師として患者が社会生活に戻ったときにセルフコントロールが続けられるようにどうしたらよいかとらえる。

(4) 社会復帰に向けての看護
虚血性心疾患を患い社会生活を送りながら社会生活を続けていくことをとらえ、看護師として患者が社会生活を続けていくことをとらえる。

ることをわかってほしい」です。虚血性心疾患は急性期を乗り切ると、一見、治癒したかのように患者は思ってしまいますが、再発や心不全などの合併症を起こすこともあり、生涯においてセルフコントロールが必要です。成人期にある人が、社会生活を送るのにはどのような看護介入が効果的なのか考えられることができたらと考えました。患者指導とは患者を支えることであり、決して看護師主導ではなく、患者がセルフコントロールを続けられるように一緒に考えられる看護師になってほしいと考えました。

このように、授業デザインを進めていくなかで、私が大切にしたい「ねがい」は、臨床の場面でいつも私が心がけていきたいと思っていることだということが明確になっていきました。

■この授業の「目標」を考える

こうして明らかとなった「ねがい」と「学習者の実態」を踏まえて、シラバスに示された4つのテーマと照らし合わせながら、この授業の「目標」を具体的に考えていきました。そして、虚血性心疾患患者の急性期から退院指導までの看護援助の理解を2回の授業でできたらいいなと考え、次のような4つの目標を立てました。

(1) 虚血性心疾患の患者の危機的状態時期の観察について理解ができる。
(2) 危機的状況に陥った患者・家族の心理を理解し看護師としての役割について理解する。
(3) 虚血性心疾患の患者の回復期について看護師の役割が理解できる。
(4) 生活指導について患者と共に考えていくことが大切なことであると理解できる。

何度も「ねがい」に立ち戻りながら考えたことで、欲張りすぎない目標の設定ができたと思います。

■「教材の研究」を深める

「教材の研究」では、今回の授業が成人看護学の虚血性心疾患患者の看護であることを意識しながら、シラバスのなかにある4つのテーマごとに内容を絞り込んでいきました。

(1) 発症直後から生命維持の危険が高い時期の看護については、虚血性心疾患について理解を深めることが必要と考えました。循環器と聞いただけで苦手意識をもってしまう学生もいるかもしれません。急性期の看護は、患者

の病態の把握や患者の訴え、得られた情報から患者の状態をアセスメントすることが重要と考え、虚血性心疾患患者の症状の特徴（胸痛・呼吸困難・動悸・浮腫・チアノーゼ・めまい・失神・四肢の疼痛・ショック）をとらえられるようにすることを考えました。

　（2）主な検査治療を受ける患者の看護では、心臓カテーテル・経皮的冠動脈インターベーション（PCI）の治療、冠動脈バイパス術（CABG）についてイメージがつきにくいのではないかと考えました。CABGの手術を受ける患者の処置前は患者の不安や処置がイメージできるかかわりが必要で、どのような検査・治療なのか看護師も理解をしていることが大切です。CABGの術後管理では、身体的な特徴をとらえることや精神状態へのアプローチも大切になると考えました。

　（3）生命維持の危険が高い時期を脱し安静が拡大されていく時期の看護では、セルフコントロールを続けるためにも心臓リハビリテーションは大切であり、目的と看護師のかかわりについてわかることが大切と考えました。

　（4）社会復帰に向けての看護では、成人期にある患者が疾患を抱えながら社会生活を続けていくことをとらえ、看護師として患者が社会生活に戻ったときにセルフコントロールが続けられるにはどうしたらよいかとらえることができることを考えました。

■「学習環境・条件」を確認する

　「学習環境・条件」では、教員に教室の環境を聞き、看護を考えていくためにグループワークを取り入れようと考えていたため、それができる広さなのかを確認をしました。

　また、板書、パワーポイントを用いての説明も考えていたため、その設備があるのかの確認も行いました。

■患者の事例をとおして学ぶ「教授方略」

　「教授方略」も「ねがい」に立ち戻りながら考えていきました。最初は、私が説明を行うことを多く考えていたのですが、一人の患者の事例（藤沢太郎さん・仮名、40歳代男性、心筋梗塞、営業職、家族、嗜好など）を提示して、虚血性心疾患の患者が救急搬送され、急性期の治療から、治療の終了後、心臓リハビリを実施し、社会復帰の支援を行うまでの各時期の看護について、学生に考えてもらうことにしました。

　学生からは、事前の情報だけでは足りない情報や、各時期においてもっと知りたい情報も出てくると思うので、学生が各時期においてどのような情報

が必要かも考えられたらよいと考え、そのための教授方略も検討することにしました。また、グループワークを取り入れながら、一緒に考えていく方略としました。

　具体的には、「教材の研究」で明確にした4つの内容に沿って、それぞれの方略を次のように考えていきました。

　（1）発症直後から生命維持の危険が高い時期では、救急車で運ばれ、すぐさま検査・処置などが進められていきます。そのような時期に看護師として何が大切か、発問して答えてもらうようにしようと考えました。老年看護学実習Iを終了しているので、急性期の状況には直接かかわっていないとしても、患者の状況をイメージして観察したり、急性期の患者・家族への対応を考えたりすることが、2年生であってもできるのではないかと思いました。

　（2）主な検査治療を受ける患者の看護では、心臓カテーテル・12誘導・心エコーについて実際の写真などを用いて説明していきます。治療については、初めて聞くことでイメージがわかないと考えたため、PCI・CABG手術について具体的な手術方法の説明をし、理解を深めることにしました。また、藤沢太郎さんは緊急で処置が行われ、そのときに、それぞれどのような説明が大切かを考えてもらうようにしたいと思いました。そこで、3つの場面（①処置に向かう藤沢太郎さんへのかかわり、②藤沢太郎さんの家族へのかかわり、③冠動脈バイパス術を受ける患者へのかかわり）を設定し、グループワークを行うことにしました。

　（3）生命維持の危険が高い時期を脱し安静が拡大されていく時期の看護では、心臓リハビリテーション学会が推奨している心臓リハビリテーションの実際と当院で行っている心臓リハビリテーションの実際を紹介し、心臓リハビリテーションの目的と看護師の役割について説明することにしました。

　（4）社会復帰に向けての看護では、藤沢太郎さんが疾患とともに社会生活を送ることは、たやすいことではなく、入院中にどのようかかわりが必要か、また生活背景を知るための情報が必要なこと、そのうえで、退院指導には何が必要か考えられるようにしました。生活指導というと簡単に塩分制限、水分制限などの制約を伝えがちですが、その人らしさを大切に、自分たちも患者と一緒に考えられることを、グループワークをとおして考えられるようにしました。

　そして、「目標」「教材の研究」「教授方略」で考えてきた4つの内容のうち、（1）（2）を1回目の授業で、（3）（4）を2回目の授業で実施する計画を立てました。

授業デザインのプロセスで大切に考えたこと

当初、看護専門学校から講義を依頼されたとき、私は漠然と循環器障害のある対象の看護を学生が理解していくことは難しいのではないかと思い、あれもこれも話してと、説明づくしの授業を考えてしまっていました。しかし、6つの構成要素による授業デザインに取り組むなかで、ただ説明するだけの授業ではなく、1つの事例をもとにグループワークを取り入れて授業を進めていけるのではないかと考えるようになりました。

「学習者の実態」を踏まえると、老年看護学実習Ⅰを終えたばかりの学生の経験を大切にしていくことで、実習とは違う事例であっても、グループワークで看護を考えていくことができるのではないかと思われ、具体的に「教授方略」を考えることができました。

また、「生活指導について患者と共に考えていくことが大切なことが理解できる」という「目標」においても、グループワークの時間を多くとり、患者目線で患者を支えていくための援助を話し合うことができるように「教授方略」を考えました。

さらに、社会復帰に向けての看護を考えていくなかでは、情報を与えすぎず、どんな情報が大切になるのかを考えてもらうことにしました。たとえば、「入浴時間？」と学生からの反応があったときには、「ぬるめの湯で20分入っている」というように、その場の状況で藤沢太郎さんの情報を伝えていこうと考えました。このように、学生が看護するうえで必要だと感じた情報をその都度追加し、藤沢太郎さんの状況を詳しくしていくことで、退院指導を各グループで考えられるようにしようと思いました。

こうして、6つの構成要素の1つひとつを明確化し、関連づけていくことで、授業のイメージがより具体性を増し、自分の実現したい授業の方向が明確になってくるのだとあらためて思いました。

さらに、今回このように授業デザインをていねいに考えていくうちに、自分自身の看護の軸もはっきりと見えてきたように思いました。私が自分の臨床経験のなかで大切にしてきた看護を確認すると同時に、その看護を学生と共に考えられるような授業にしていきたいと思えたことが、大きな収穫であったと感じています。

→ 「虚血性心疾患患者の看護」の授業の実際

ここからは、私が行った「虚血性心疾患患者の看護」の２回の授業について、実際の授業の様子と、授業リフレクションで確かめられたことをお伝えしたいと思います。

■1回目の授業の様子

1回目の授業では、私の自己紹介に続いて、直前の老年看護学実習Ｉで私が所属していた循環器病棟で実習をした学生の何人かに、実習で受け持った循環器障害がある患者の様子について話してもらいました。「患者さんは一生、薬を飲み続ける生活になる」「退院してからも病気と付き合っていかなければいけない」「心臓は生命の中核の臓器なので障害があることで患者さんは不安になる」と、それぞれの学生が実感したことを発言してくれました。聞いている学生たちも、クラスメートの経験を真剣によく聞くことができていたように思いました。

次に、今回の授業のテーマである虚血性心疾患についての説明を行い、藤沢太郎さんの事例を提示して授業を始めました。40歳代・男性、営業が中心の会社員であること、家族は藤沢さんの両親と妻（40歳代）、２人の娘（中学生）の６人暮らしであること、飲酒は毎晩ビール350mLを飲んでおり、営業で付き合いの飲酒も多く、たばこは１日20本を20歳代から吸っていることを伝えました。そして、私がこれまでに臨床の場で出会った、虚血性心疾患で胸痛発作を起こした患者が話してくれた「発作を起こしたときには、今までに経験したことのないような痛みがあった」「胸の痛みと左腕が自分の腕ではないように冷たくなり死に直面しているような気持ちになった」といった、実際のことばを紹介し、そのようなときに看護師としてどのように声をかけられるかについて発問をしました。学生からは具体的なことばかけは出てきませんでしたが、「患者さんの訴えによく耳を傾ける」という意見が聞かれました。

その後、藤沢さんが胸痛を起こして、救急車で運ばれてから行われる虚血性心疾患の主な検査について説明をしました。このときには、当院の救急外来での初療室の写真を使用して、救急外来での処置や対応の様子を学生に紹介しました。心電図検査の説明のところでは、学生のわかりづらそうな反応を見て、虚血性心疾患の患者の心電図に現れる異常な波形について時間をかけて説明をしました。さらに、経皮的冠動脈インターベーション・冠動脈バ

イパス術について伝えていきました。検査・処置・手術の説明のあとには、虚血性心疾患の急性期における観察点、問診についても説明をしました。検査や処置などについて説明を行っているときには、テキストを参照したり、顔を上げてしっかりと聞いたりしている様子がありました。

　そして、藤沢さんが救急車で運ばれ、経皮的冠動脈インターベーションを受けることになったときには、看護師としてどのようなかかわりが必要か、また、冠動脈バイパスの手術となったときには、どのようなかかわりが必要か、さらには、藤沢さんの家族に対して、どのようなかかわりができるとよいか、これらの3つの場面を提示し、グループワークを行ってもらいました。グループの人数は4〜5名ぐらいにして、学生それぞれが自分の考えたことをグループのなかで話すことができるようにしました。グループで話している様子を確認したあとは、各グループから発表してもらいました。

　処置に向かう藤沢さんへのかかわりでは、「安心できるような声かけを行う」「表情を確認する」「これから行う処置のイメージがつきやすいような声かけを行う」「不安が大きいため、タッチングや具体的な声かけをする」などの意見が出ました。

　また、藤沢さんの家族へのかかわりについては、「医師の説明が理解できているか、説明で難しいところはなかったかを確認する」「まず、家族の気持ちを受け止めるように、よく話を聞く」などが意見として出ました。

　さらに、冠動脈バイパス術を受けることになった藤沢さんへのかかわりについては、「心臓の手術への恐怖心は大きいと思うので、その気持ちを受け止める」「手術後、モニターがついていたりドレーンが入っていたりなど、イメージがつきやすいように説明をする」「家族にも一緒に説明をして、藤沢さんの安心につなげる」「術後の様子やICUについてもイメージがつきやすいように話す」などの意見が出ました。

　このように、グループワークでは、自分の意見を言ったり相手の話を聞いたりと活発に意見交換し、患者・家族に寄り添ったかかわりが考えられていました。私は、学生の考える力に感心するとともに、時間が足りなかったなと思いながら1回目の授業を終えました。

　授業のあとには、感想を書いてもらいました。そこには、「私たちがかかわることで、患者さんの不安や恐怖が軽減できることを考えるきっかけになりました」「虚血性心疾患は誰もが死を意識する疾患の1つだから、私たちのかかわりや迅速な対応が大切になると思いました」などといった感想もありました。

■2回目の授業に臨むにあたって修正したこと

　授業をデザインしている段階では、2回目の授業のはじめに前回のグループワークのまとめを行おうと思っていましたが、予想以上に患者へのかかわりが考えられていたので、想起ができる程度にとどめるように計画を修正しました。また、老年看護学実習Ⅰのときに、循環器病棟で実習した学生が、ペースメーカーの植え込み術後の患者に、日常生活についてのパンフレットを作成したときの工夫を紹介してもらい、退院に向けての支援の手がかりとなるようにしようと考えました。さらに、1回目のグループワークの様子を考えると、もっと学生の考える力を伸ばせるのではないかと考え、2回目の授業では、グループワークの時間を長くとるように時間配分も修正しました。

■2回目の授業の様子

　前回の授業では、（1）発症直後から生命維持の危険が高い時期の看護と、（2）主な検査治療を受ける患者の看護までを行ったので、2回目の授業では、（3）生命維持の危険の高い時期を脱し安静が拡大されていく時期の看護と、（4）社会復帰に向けての看護について行うことを学生に伝え、授業のはじめに、前回の授業の最後に行ったグループワークのなかで出てきた意見を想起することから始めました。

　そして、安静が拡大されていく時期の看護では、心臓リハビリテーションの目的、当院で行っている心臓リハビリテーションの実際と看護師の役割について説明をしました。ここで、老年看護学実習Ⅰのときに循環器病棟で実習した学生に、ペースメーカーの植え込み術後の患者に、退院に向けてパンフレットを作成したときの工夫について話してもらいました。

　学生は退院後の日常生活の注意点をまとめたときの工夫として、たとえば、その患者さんは、1日1回コンビニエンスストアに行くことを楽しみにしていたので、コンビニの入り口を通るときには、出入り口では立ち止まらず中央付近を通り過ぎるようにするなど、生活に沿った具体的な注意を加えたことを紹介してくれました。聞いている学生には、これから藤沢さんの退院後の生活への支援を具体的に考えていくための手がかりにしてもらえたらと思いました。

　また、あらかじめ1枚のワークシートに、前回の授業で提示した藤沢さんの年齢・職業・家族構成・嗜好や、「発症直後から生命維持の高い時期」「主な検査・治療を受ける時期」に必要な情報収集の内容を書き込んでおきました。そして、「社会復帰に向けて」必要な情報と支援の欄を設け、情報を書

き込めるようにしました。こうして、書き込みが終わったときに、1枚で虚血性心疾患患者の急性期から退院までに必要な情報と支援が見えるように工夫しました。

　藤沢さんの社会復帰に向けて必要な情報については、まず学生個人で書き込んでもらい、それを全体の場で発表してもらいました。必要な情報として、出てきたらいいなと事前に私が考えていた内容は、「食事」「運動」「排便コントロール」「内服薬」「入浴」「喫煙」「自己検脈」「血圧」「性生活」「自己コントロール」「家族への指導」でした。学生からはそのほとんどが出てきましたが、たとえば「通勤時間」という発言があったときには、「家から駅まで徒歩10分、電車で30分、駅から会社まで10分」というように板書して、全体にわかるようにその都度、藤沢さんの情報を足していきました。他にも学生からは、「たばこの銘柄」という情報も出されて、私には思いもよらなかったことでしたが、そのような情報も大切だなと考えさせられました。「性生活」については、学生から出てこなかったので最後に成人期ということも踏まえて情報としてあったらよいことを伝えました。

　藤沢さんの社会復帰に向けての情報が出されたあとは、グループで必要な支援を考えてもらいました。グループワークの間、私はそれぞれのグループを回りながら意見を聞いたり、「これについてはどう考える？」と声をかけたりしながら進めていきました。そして、ある程度考えがまとまってきたところで、各グループから、藤沢さんの生活に合わせた社会復帰に向けての支援内容を発表してもらいました。すると「藤沢さんは営業職で会社での付き合いも多く、お酒のおつまみは塩分が多いので、たとえば居酒屋みたいなところでは、しょうゆや塩をかけるのではなく、レモンなどの味付けに工夫することを提案します」「娘さんが受験を控えて教育にお金がかかる時期かもしれません。受診のために会社を休むと経済面での不安が生じるようなら、会社に相談するように伝えます」「営業職なのでゴルフなどの付き合いがあるかもしれませんが、ゴルフの運動量なども聞いて、心臓負荷も一緒に考えます」というように、かなり具体的で、これならできるかもしれないと、藤沢さんにも一緒に検討してもらえるような内容を考えることができました。グループワークでは活発な意見交換が行われ、その後の発表も積極的で、私も楽しく授業を進めることができました。

　最後に、「退院指導は看護師主導ではなく、患者さんを支えていくこと、患者さんと一緒に考えていくことを大切にしてほしい」と伝え、授業を終了しました。

　2回目の授業後の感想には、「事例を考えるのが楽しく具体的に意見が出

せました」「私たちが看護師としてかかわれる精いっぱいのことをしていきたいと思いました」「生活に制限が必要なときにどう伝えるかはとても難しいと思うけれど、少しでもやってみよう！できる！と思えるように患者さんに伝えられる人になりたいと思いました」などが書かれていました。感想からは、学生が看護師になって、こんなふうに患者とかかわっていこうと考えていることが伝わってきて頼もしく感じました。今回の授業が看護を考えるきっかけとなったことがうかがえ、学生にとっても私にとっても、とてもかけがえのない時間になったと感じることができました。

➡️ 授業リフレクションで確かめられたこと

今回の授業リフレクションは、知り合いの看護師にプロンプター（聞き役）*4 になってもらい、「カード構造化法」*5 で行いました（**図2**）。

■印象カードとキーワード

カード構造化法の印象カードは『**考える力があるな**』でした。藤沢太郎さんの事例をとおしてグループワークを行い、「これくらいだったらわかるかな」と思っていましたが、2回の授業をとおして学生が、患者や家族の状況や気持ちに寄り添った具体的な援助を考えられていたことが、印象カードに表れていました。1回目の授業の最後に行ったグループワークで具体的な支援を考えている様子や、2回目の授業でも藤沢さんの生活を踏まえてさらに具体的な支援内容を考えられていたことに感心したことが、とても強い印象として残っていました。

また、カード構造化法で得られたキーワードは、「伝えなきゃいけない！」「楽しそうな学生の様子」「私が大切にしている看護観」「もっと考えたい」の4つでした。

「伝えなきゃいけない！」というキーワードでは、1回目の授業で心電図検査の説明を行ったときに、学生の反応がシーンとなってしまい、自分のなかで教えなきゃという思いが強くなってしまったことが含まれていました。心電図は、臨床看護師でも理解が難しいと感じているところなので、学生にはなおさら理解ができるように教えなきゃいけないと思ってしまいました。授業では学生の考えを引き出したいと考えていたはずなのに、わからないところは伝えなきゃというスイッチが入り、伝えようとすればするほど、伝えたいことが伝わっていないのではいかと自分自身が不安になり、説明を繰り返していたことが確認できました。

図2 カード構造化法のツリー図と得られたキーワード

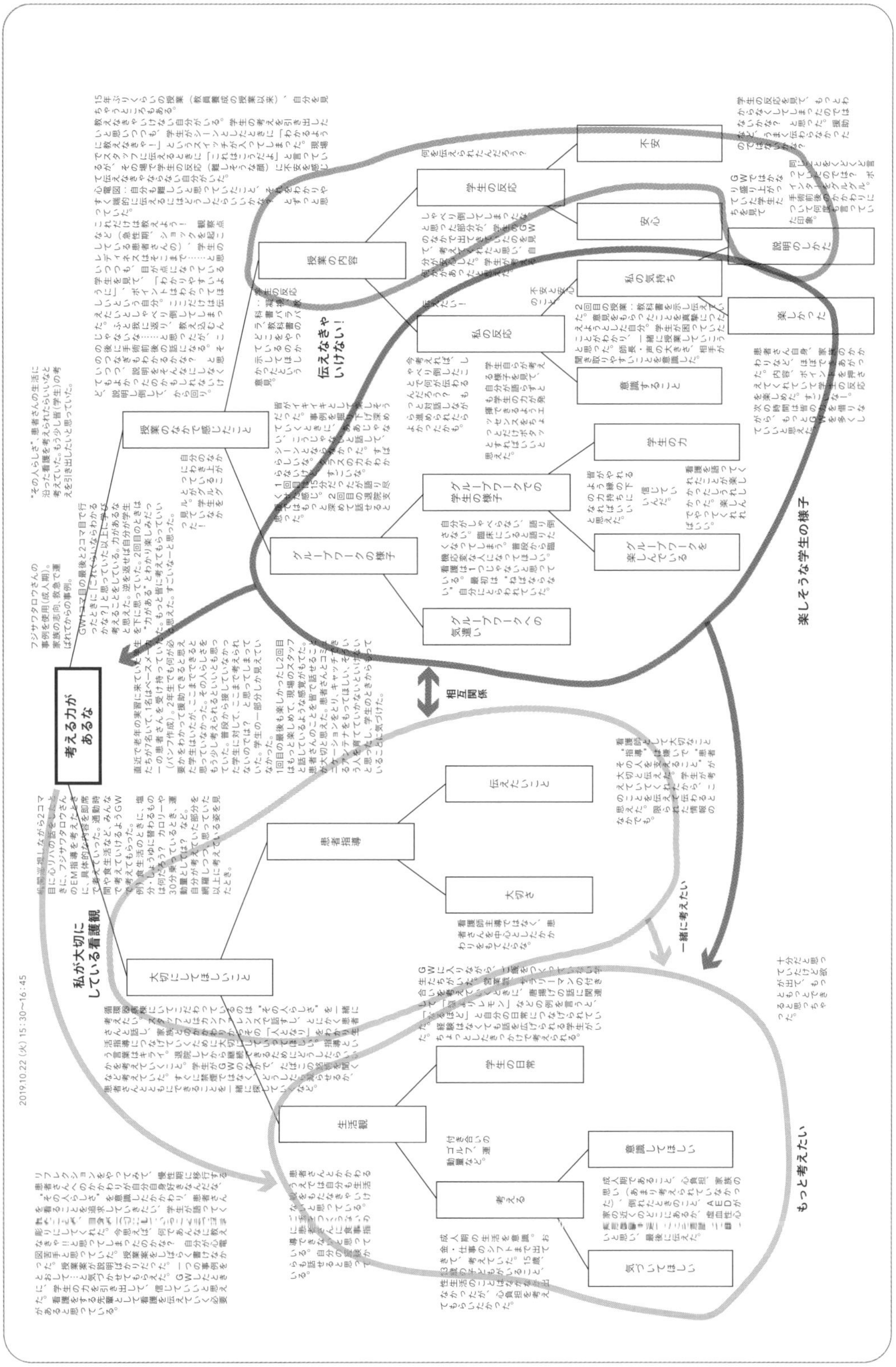
2019.10.22 (火) 15:30~16:45
考える力があるな
私が大切にしている看護観
伝えなきゃいけない!
楽しそうな学生の様子
一緒に考えたい
もっと考えたい
相互関係
授業の内容
学生の反応
不安
安心
説明のしかた
私の気持ち
楽しかった
私の反応
意識すること
学生の力
グループワークでの学生の様子
グループワークを楽しんでいる
グループワークの様子
グループワークへの気遣い
授業のなかで感じたこと
伝えたいこと
患者指導
大切さ
大切にしてほしいこと
学生の日常
生活観
意識してほしい
考える
気づいてほしい

その一方で、「楽しそうな学生の様子」では、学生がグループワークで、みんな生き生きと楽しそうに話し合い、学習していたなと感じていたことが確かめられました。また、1回目のグループワークで具体的な支援を考えられている学生の様子を見て、2回目の授業の手がかりとしていたことが再確認できました。自分が語るのではなく、学生自身が力を発揮して看護を考えるきっかけになることを伝えることで、学生の考える力も広がっていくことがわかりました。前述の心電図の説明を繰り返していたところは、学生には何が伝わったのだろうという気持ちと、もっと対話をしながら進めることができたらよかったなと、授業リフレクションをしながら感じました。

　「私が大切にしている看護観」では、循環器病棟に所属していて私が大切にしていたのは、「その人らしさ」を看護スタッフと一緒に考え、患者・家族とのかかわりから、患者の人となりをわかり、退院後の生活につながる看護をしていくことなのだと確認できました。そして、日常の看護においてはスタッフにも、患者が退院してからも継続していける支援を大切に考えてほしいと思っていたことをあらためて確認することができました。

　そして、ひとくちに退院後の生活指導とはいっても、それは「患者その人を支えること」であり、患者と一緒に考えていくことが大切であることを、授業のなかで学生に伝えていたことも確認することができました。

　「もっと考えたい」では、退院を控えた患者とかかわるなかで、自分自身も含めて看護師は、生活感をもたなければいけないと考えていたことがわかりました。退院後の生活への支援を行うには、実際の患者の生活をイメージしながら、一緒に退院後の生活を考えることが必要ですが、虚血性心疾患患者は、入退院を繰り返してしまうことも少なくありません。授業のなかで藤沢さんへの支援を具体的には考えられたのですが、学生の考える力を感じたことで、さらに学生と一緒に看護を考えていきたいという私の気持が、「もっと考えたい」というキーワードになって表れていました。

■授業リフレクションを行う前後の印象の違い

　私は、これまで患者を受け持って看護を学ぶ臨地実習の場では、看護学生の指導をすることはありましたが、学校で講義をすることがなかったため、講義のなかで学生がどこまで患者の立場になり看護を考えることができるだろうかという思いがありました。しかし、今回の授業リフレクションで、印象カードに『考える力があるな』ということばが出てきたことに、自分自身ちょっと驚きがありました。

　授業デザインの段階では、藤沢さんの事例を用い、その人らしさを大切に

しながら患者に応じた看護を考え、グループワークをとおして学生の考えを引き出せたらいいなと思っていました。しかし実際は、これくらいはわかるかなと設定した1回目の授業のなかでのグループワークで、私が想像していた以上に学生の考える力を感じることになりました。逆に言えば、学生はあまり考えられないのではないかと思っていたのかもしれません。1回目の授業のあと、2回目の授業でのグループワークに向けて、学生と共に退院に向けての支援を考えていくことを楽しみに思っている自分がいたこともわかりました。そして、学生に考えてもらう時間をもっとしっかりとっていこうという気持ちの変化もありました。

2回目の授業では、まるで病棟スタッフと藤沢さんの退院後の生活への支援について話し合っているような感覚にもなりました。学生と一緒に考えていくことはとても楽しく、患者を中心に考え、みんなで話すことは日常の看護のなかでも本当に大切だなとあらためて思いました。

また、患者とかかわるうえで、アンテナを高く持ってほしいと考え、そういう看護師を育てていきたいなとも感じました。

授業リフレクションを行ったことで、あらためて学生のときからこのように看護を考えていく力があることに気づけたことは、大きな収穫だったと感じています。

➡️ 今後の授業に向けての手がかり

看護専門学校から講義の依頼を受けたときに、私は、成人期の虚血性心疾患の看護は内容の幅が広く、ただ漠然と何を伝えようかとか、どんなふうに教えていこうかとか、教え込むことを授業ととらえてしまっていたと思いました。しかし、今回、授業をするにあたっては、目黒先生に相談し、授業デザインを考えたことで、「ねがい」に立ち戻りながら授業を組み立てていくことができました。「ねがい」に立ち戻るということは、自分の看護の軸に立ち戻るような感覚がありました。また、授業リフレクションのなかでは、「学生の考える力」にも助けられ、授業そのものを楽しく感じることができたと思います。授業が久しぶりの私にとっては、なにより、授業の軸となる「ねがい」が大切だと痛感することができました。

今回私は、グループワークを取り入れた授業を行いましたが、グループワークにおいても学生と対話しながらできたことで、自分自身も楽しく授業を進めることができていたのだと思います。また、本時展開のなかで、このような情報が出てきたらよいとあらかじめ予測は立てていましたが、藤沢さん

の生活像については学生が興味をもって聞いてくれたことで、学生と共に授業を創っていくことができたのだと感じました。

　学生の考えが広がっていくということは、教え込んだり知識を伝達したりするというようなことではなく、学生の力を引き出しながら、教える人が考える視点を提示していくことだと思いました。臨床の話をすれば学生が興味を示すということで、単によしとするのではなく、事例をとおして患者の看護を一緒に考え、学生も自分が看護を考えていることを実感し、それが学びの広がりにも通じるのではないかと思いました。

　さらに、授業リフレクションをとおして、当時、循環器病棟に所属していた私は、急性期を脱し疾患とともに生きる患者へのかかわりを大切にしていたことにあらためて気づくことができました。そして、その人らしさを意識したかかわりを大切にして看護を行っていきたいと思っていることや、退院に向けては、指導ではなく患者を支え、患者と共に考えていくことを大切にしてきたことも確認できました。

　このように、授業デザインの6つの構成要素を1つひとつていねいに考えたことや授業リフレクションをとおして、自分の看護を振り返り、自分が大切だと考えている看護が確認できたことも、大きな収穫だったと思います。

　これからも臨床の場で学生とかかわる機会があると思いますが、学生の考える力を大切にし、臨床でもその力が発揮できるようにかかわっていきたいと考えています。

（上倉裕紀）

成人看護学

授業が「かけがえのない時間」となるために

■内容で学生を惹きつける

　ここでは、臨床にいる上倉裕紀さんに成人看護学の授業デザインから実際の授業の実施、授業リフレクションまでの一連の過程を紹介してもらいました。上倉さんは、神奈川県の看護教員養成課程が県立看護教育大学校から県立保健福祉大学実践教育センターに移った最初の年の修了生ですから、ずいぶん以前のこととはいえ、当然、授業デザインを学んできています。ところが、上倉さんも述べているように、「講義の依頼を受けたときに、成人期の虚血性心疾患の看護は内容の幅が広く、ただ漠然と何を伝えようかとか、どんなふうに教えていこうかとか、教え込むことを授業ととらえてしまっていた」ようです。

　上倉さんは持ち前の明るさで、周囲を巻き込む力がありましたから、今や看護管理者としてスタッフの心をつかみ、モチベーションを上げていくのにも長けていると思います。看護教員養成課程修了後も、ずっと臨床でがんばってきましたから、経験談にも事欠かないでしょう。授業の相談を受けたとき、そうした上倉さんの強みが、むしろ私には気がかりでした。たとえ知識の詰め込み一辺倒の講義でも、軽妙な語りで学生を惹きつけながら、適宜、経験談を交え、それなりに楽しくできてしまうのではないかと予想できたからです。そこで、授業をするにあたって上倉さんが取り組んだのが、6つの構成要素による授業デザインでした。

　こうして実現した今回の授業に、実は私も参観させてもらいましたが、単に授業者の個性や経験談で学生を惹きつけるだけの楽しさではなく、授業の内容で学生を惹きつけ、学生が自分の頭で看護を考える楽しさを味わえるものとなりました。それは、授業者にとっても、学生と一緒に看護を考える楽しさを味わう「かけがえのない時間」となったことは、上倉さんが詳しく述べている通りです。

■学生の「経験」に注目する

　シラバスに沿って成人看護学のテキストに記載されている内容をスライドに見やすくまとめたからといって、それで学生が成人期の対象の看護を学ぶ

ことにつながるとは必ずしもいえません。まして今回の授業で学ぶのは、虚血性心疾患患者の看護です。前にも触れたように、ひとくちに授業を工夫するとはいっても、安易に経験談や事例、グループワークを取り入れるだけでは、学生が興味をもって看護を学べるとは限らないでしょう。

　学生にとっても授業者にとっても、その授業が「かけがえのない時間」となるには、教える側の都合ばかりではなく、学生の「経験」に注目して授業を考えることが大切です。

　上倉さんは、「学習者の実態」を踏まえたうえで「学生の経験を少しでも活かして授業デザインを考えることができたら」と明確に述べています。実際、1回目の授業の導入では、学生の何人かに、臨地実習で受け持った患者の様子を話してもらっていますし、2回目の授業でも、別の学生に退院に向けてパンフレットを作成したときの工夫を話してもらうことで、退院後の生活への支援を具体的に考えていくための手がかりになるようにしていました。

　このように臨地実習での学生の経験を取り上げ、授業の内容につなげていくことで、学生は自分自身の経験に基づいて授業の内容を自分なりに解釈・意味づけしながら、自分の経験を変容させていくことが可能になります。ですから、この授業で出会うのはどのような経験をしてきた学生なのか、この授業は学生にどのように経験されるのか、学生にとって看護が豊かに学ばれるような意味ある経験の場に授業がなるように心を砕いていくことが大切になるのです。

■1つの事例をとおして学生と看護を考える

　もう1つ、ここで取り上げておきたいのは、上倉さんの考えた「教授方略」です。

　今回の授業では、全2回の講義内容を、1つの事例を示して、救急搬送から検査・治療を経て、心臓リハビリの実施、社会復帰に向けてというように、一人の患者がたどる経過に沿って組み立てていきました。これによって、学生は自分たちの実習病院で行われている実際の検査・治療・リハビリなどを臨場感を伴ったかたちで知ることになりましたし、グループワークでは、臨地実習での経験とも結びつけながら看護を考えていくこともできました。

　また、学生に示す事例の情報量を最小限に絞り、2回目のグループワークでは、最初に患者の社会復帰に向けての支援を考えるために必要な情報を個々に考えてもらい、学生の関心に応じてその場で情報を追加していきました。各グループでの話し合いが、生活習慣を変えることの難しさや、家族の協力は得られるのか、職場の理解はどうなのかなど多岐に及び、藤沢さんに

寄り添った支援が具体的に考えられたのは、そうした学生の関心に導かれるかたちで対象理解が深まったからでしょう。

上倉さんはこの授業を振り返って、「まるで病棟スタッフと藤沢さんの退院後の生活への支援について話し合っているような感覚にもなりました」と述べています。1つの事例をとおして学生と看護を考えるという「教授方略」が実を結んだ結果が、こうした授業の手ごたえへとつながっていったのだと思います。

■上倉さんの実践に学ぶ

これまで見てきたように、上倉さんの今回の実践は、授業を工夫するとはどのようなことなのかを私たちに教えてくれるだけではありません。たとえば、1回目の授業で「学生の考える力」を感じることができたことで、2回目の授業に臨むにあたっては、「学生に考えてもらう時間をもっとしっかりとっていこう」と時間配分を修正しています。このように、学習者の実態を踏まえて、授業の計画を柔軟に見直していくということは、学生と共に授業を創っていくうえで、とても重要です。学生の反応に基づいた臨機応変なかかわりが、授業に命を吹き込むのだといってもよいでしょう。

一方で、上倉さんは1回目の授業で行った心電図の説明を「学生には何が伝わったのだろう」「もっと対話をしながら進めることができたらよかった」などと反省的に振り返っています。「学生のわかりづらそうな反応」が目に映ったことで、説明が長くなってしまったわけですが、私には少なくとも「伝えなきゃいけない！」という熱意は、学生に十分届いていたように感じられました。実際、授業後の感想には「もっと心電図について学びたい」と書いている学生も何人かいたほどでした。

時折、学生のレディネスということを意識するあまり、「わかりやすく」であるとか「この学生たちにはこの程度で」という教員に出会うことがありますが、時には臨床の現実を学生がシャワーのように浴びる瞬間も大切なのではないかと思います。上倉さんの熱意に圧倒されながらも懸命に説明についていこうとする学生の姿は、頼もしくもあり、こうして看護師に近づいていくのだということを実感させてくれました。

上倉さんには今後も自分らしく、学生にもスタッフにも熱く看護を語り続けていってもらえたらと思います。

（目黒　悟）

"看護の先輩として学生と対話することの大切さ"

　私は本書において、成人看護学の「虚血性心疾患患者の看護」の授業デザインと実際の授業の様子、授業リフレクションを紹介させていただきました。今回、事例を用いて看護を考えていく授業を行ってみて、あらためて、看護学生の考える力のすばらしさとともに、患者のことを考えて学生と対話する楽しさを感じることができました。また、学生に知識を伝達し、ただ教えるということではなく、学生の持っている力を引き出しながら、看護を考える視点をいかに提示していくかが、看護を教える人として授業で大切なことだと感じました。

　現在も、臨床の看護管理者として、実習に来る看護学生とかかわるうえで意識し大切にしていることは、授業のなかで行っていったように、対象の看護を一緒に考えていくことです。このことは、実習指導を担当しているスタッフとも共有し、学生と一緒に看護を考えることを大切にしようと話しています。また、患者を中心とした医療チームの一員として学生を迎え入れ、学生の持っている力を活かして、共に学び、共に育つという視点で教育的なかかわりを大切にしていきたいと思っています。

　新型コロナウイルス感染拡大の影響で、臨地実習は縮小されていましたが、ここで紹介した実践の翌年も「虚血性心疾患患者の看護」の授業は行うことができました。看護の先輩として、人と人が対話することを大切にし、看護は人とかかわる職業であるということを忘れずに、これからも看護学生とかかわっていきたいと感じています。

（上倉裕紀）

引用・参考文献

★1　目黒悟：看護教育を創る授業デザイン；教えることの基本となるもの，メヂカルフレンド社，2011.

★2　目黒悟，永井睦子：看護の学びを支える授業デザインワークブック；実りある院内研修・臨地実習・講義・演習に向けて，メヂカルフレンド社，2013.

★3　前掲書★2.

★4　目黒悟：看護教育を拓く授業リフレクション；教える人の学びと成長，メヂカルフレンド社，2010，p.62-67.

★5　前掲書★4，p.24-35.

老年看護学

老年看護の対象を
わかったつもりになる前に

　看護教員の皆さんのなかにはご存知の方もいらっしゃるでしょうが、わが国の小・中学校の教員には、自分の授業をよりよいものにしていくのと同時に、教師としての自分自身の成長を図っていく営みとして「授業研究」があります。私がこの授業研究にかかわるようになって30年以上が経ちます。

　当初、私がかかわった小・中学校の教員の多くは、すでに退職され70歳代になっていますが、現在も私と一緒に若い教員の授業研究にかかわってくださっている先生方もいます。たしかに、そうした先生方も私も、年月を経て外見の変化は歳相応ですが、話をしていて互いの関係性や物事の感じ方・受け止め方などの内面に特段変化を感じることはありません。むしろ、学ぶことと教えることや授業をめぐる互いの思索は、あの頃よりもはるかに深まってきているように思いますし、先生方との語らいはいつも知的な喜びに満ちています。また、折々に先生方の書かれる文章もますます洗練され、絶えず刺激をもらい続けています。

　ところで、老年看護学でよく見かける授業に、学生がゴーグルや重りを身に付けて、高齢者の体験をするというものがありますが、それで対象をわかったつもりになってよいのかという違和感が私のなかにあるのも、上に見たような先生方とのかかわりがあるためです。学生にとっては、高齢者は未知の存在なのかもしれません。自分が高齢者になるなんて想像できないのも無理のないことだと思います。だからといって、高齢者のステレオタイプが教授されることが、果して老年看護の対象理解につながるのでしょうか。

　本稿で紹介する老年看護学の授業は、そんな疑問に示唆を与えてくれるのではないかと思います。

　　　　　　　　　　　　　　　　　　　　　　　　　　　　目黒　悟

心不全のある老年期の患者の看護

⟶ 患者とのかかわりをイメージできる授業をめざして

　今回、授業デザイン*1,2 を行った授業は、2年生の後期に開講する老年看護学援助論Ⅱのなかの「心不全のある老年期の患者の看護」です。学生たちは、1年次には老年看護学概論で学校の近くの商店街に出かけ、老年期の人に話しかけることにより老年期の特徴について学び、2年次には老年看護学援助論ⅠでA市内の老年クラブの方々へ健康教室を開催することをとおして、老年期の特徴を実感する経験をしています。このような学習をしたあとに、ここで紹介する授業を受けることになります。

　老年看護学援助論Ⅱ（1単位30時間）は、シラバスでは、1～8回目は「心不全のある老年期の患者の看護」、9～14回目は「大腿骨頸部骨折の老年期の患者の看護」と、2つの単元で構成しており、加齢による変化および老年期に特徴的な健康障害をもつ患者の事例を用いて、老年看護がめざすQOLを高める看護を実践するための科学的な思考や、老年看護における家族のかかわり、その人らしさを尊重するということの意義と援助について学ぶことをねらいとしています。そこで、「心不全のある老年期の患者の看護」では、80歳代の女性で、心機能や呼吸器機能の低下が心不全や肺炎にどのように影響するのか、老年期の健康障害の特徴を理解するとともに、心不全の急性期から慢性期にある老年期の人の薬物管理や日常生活調整について、対象の自立やその人らしさをとらえ、家族への支援を踏まえながら、QOLの向上をめざすために必要な看護を学ぶことをねらいとしました。

　この授業で私が大切にしたいと考えたことは、できるだけ実際の患者をイメージしてほしいということです。なぜなら、授業を受ける学生は、基礎看護学実習Ⅰを経験したのみで、病棟で療養している患者とかかわる経験がまだ少ないことから、心不全状態にある患者はどのようなことが辛いのか、なかなか予想がつかないということを、前年度までの学生の反応から感じていたからです。

　これまで、紙面で患者の情報を渡して、学生にたくさん説明するような授業をしても、心不全で入院している対象のイメージはなかなかできませんで

した。「何度説明してもわかってくれないのはなぜだろう？」「どのように説明すると、わかった！と思ってくれるのだろう？」と悩み、学生がほしい情報をたくさん伝えたこともありましたが、情報を追加してもさらに学生を悩ませる結果になりました。これは、学生の問題ではなく、私の授業の問題であると思い、何とかしなければならないと考えました。

　そこで、学生たちがもともともっている感性を大切にして、心不全で入院している老年期の人の苦痛や生活への影響を感じながら、少しでも実際の状態に近い患者とのかかわりをイメージすることで、老年看護に興味をもってほしいと考え、今回の授業デザインに取り組みました。

➡ 授業デザインで大切に考えたこと

　私は、老年期については、これまで生きてきた人生で培ったことがらを大切にしながら、生命力をできるだけ保ち、それぞれの価値をもちながら生きていくことだと考えています。さらに、看護師として老年看護を実践していくうえで大切だと考えていることは、老年期の人が疾病とともに生きることになっても、これまでの人生で培ったなかでの宝ものを大切にしながら、その人なりの人生を豊かに生きていくことを支えるということです。

　また一方で、まだ発展途中で漠然としたものかもしれませんが、学生には学生なりの老年看護に対する思いや考えがあるのではないかと感じます。学生の思いや考えを大切にしながら、学生と共に授業を進めていき、学生の頭のなかにベッドサイドの老年期の人への看護がイメージできるようにしたいと考えました。

　このような私自身の老年期の人への看護や学生への思いを大切にしながら、6つの構成要素による授業デザインに取り組んでいきました（**図**）。

➡ 6つの構成要素による授業デザイン

■これまでの授業のなかでの「学習者の実態」

　授業をする2年生は、女子学生37人と男子学生4人の合計41人です。そのうち、社会人経験のある学生は2割程度です。

　私は、この学生たちに、1年次の4月から基礎看護学の「活動と休息」と「清潔と衣生活」の授業を行ってきました。そのときの印象は、活動的な学習が得意な人たちが多いなという感じで、教室でテキストを見ながら学んでいるときより、実習室で援助を考えながら演習しているほうが活発な様子が

2年生 老年看護学援助論Ⅱ 心不全状態にある老年期の患者の看護

目標

・老年期にある患者の病態を理解し、必要な観察を行い看護の方向性を考えることができる。
・心機能が低下している老年期の患者のその人らしさを大切に考える。
・患者と共に暮らす老年期の患者の、これらの人生を守る看護を考えることができる。
・疾患と共に暮らす老年期の患者の、これらの人生を考えることができる。

ねがい

・患者さんの身体やこころは、日々変化していることを理解してほしい。
・老年期にある患者さんが心不全になり、思うように回復しない苦しさやもどかしさを感じてほしい。
・老年期の患者さんには、患者さんのライフヒストリーがあること、心機能が低下していることを理解してかかわってほしい。
・老年期の患者さんが一旦心不全になると、継続的な治療が必要となることを理解して、退院後も生活できるよう援助してほしい。

教授方略

・学生が福祉施設実習での患者さんをイメージできるように、事例患者（毛利さん・ロさん）の想定と経過を組み立てる。
・毛利さんの毎日が変化していくことをわかってもらうため、その日の情報を少しずつ渡していく。
・学生自身が必要な情報を受け取る能力をつけるため、事前に教員から事例の患者さんのカルテなどから自分たちで情報を得ていく。
・観察技術を駆使して患者看護して考える。
・観察ができる学生は患者さんを再現するために、毛利さんを（シミュレーター）を使用して、心肺機能と呼吸困難を再現する。
・毛利さんは、80歳代の女性で夜中に呼吸が困難である。既往に高血圧がある。最近、夫を亡くして落ち込んでいる。畑仕事が生きがいである。
・毛利さんのこまごましたことに焦点を当てるつながり、その人らしい看護をつくるようにする。
・毛利さんのこまごましたことと、そのこまごましたつながり、それを具体的な看護として実践してつくようにする。

学習環境・条件

・グループを編成して活動する。3～4人×11グループ。
・実習室1に毛利さんの病室の病床を再現するためにシミュレーターを使用して再現する。
・毛利さんは高機能シミュレーターの毛利さんにする。
・2回目の授業は高機能シミュレーターの毛利さんにする。
・毛利さんを真剣にして、態勢をカメラ、左側胸部には点滴を施行して、下肢ファーラー位にして、ほとんど眠れていない明度、600mLの飲水制限のお茶、吸いのみの水。ほとんど眠らせていない明度、600mLの飲水制限の飲水量を準備する。
・モニターに心房細動の波形を映し、咳と肺雑音をセットする。学生の質問に答えてもらう。
・グループの様子では教員がサポートに入り、現状にサポートに副担当教員が各々のスペースを受けもする。
・5・6回目の授業で毛利さんとこまごましたことと考えた援助を行行う。サポートに毛利さんになったこともらい、援助を受けもらう。

学習者の実態

・44年生41人、女子37人、男子4人。社会人2割程度。
・1年次に〔活動と休息〕〔清潔と衣生活〕の授業（私が行った授業）。
・活動的な学習が得意。
・患者が想定できるような学習者と気になる人ほか大きい。
・フィジカルアセスメントと心不全患者を観察している。
・クラスのできる学生と比べて自己評価が低い。
・自信をもって発言してくれる学生が少ない。
・1年次の老年看護学実習で人間がもっている学生の多い。
・1年次の老年看護学援助で人間に興味をもっていることを学習している。
・学生の祖父母は、80歳代が多い。

教材の研究

・心臓は加齢に伴いさまざまな変化をきたす。基盤となるのは筋細胞数の減少と、心筋の線維化の進行による組織の硬化である。
・高齢者にして、心筋機能が低下している場合には、ADL低下が活動耐性低下をきたす。
・75歳以上の人に多く見られ、加齢とともに多くなる傾向にある。また、A1を契機に発症することも多い。また、高齢者では、両心不全が多く、誘因に罹患することも多く、他に気管支炎や感染症、不整脈が多く見られる。
・長年にわたる生活が関係することもあり、もともと備わった生活習慣を変更することは、困難になる。よって、高齢者本人だけではなく、家族などの支える力も必要になる。しかし、その支える力も高齢になっている傾向にある。
・老年期の特徴は、細胞数の減少などその人らしさの確立である。

看護宣言書

「良い看護というものは、あらゆる病気に共通するこまごました
こと、およびひとりひとりの病人に固有のこまごましたことを観察
すること、ただこれだけで成り立っているのである」

ありました。その後の基礎看護学実習Ⅰでは、対象に合わせた日常生活援助を考え、1年生なりに学生の持っている力を発揮して看護をしていたことが印象的でした。実習後のまとめでは、1年生であっても自分が実習で行った看護の意味を考え、何が看護で何が看護でないかについて話し合って対象を理解しようとしていました。その姿からは、看護の対象への関心が大きいことがうかがえました。また、学生たちは教員から教えられて学ぶというよりは、互いに協力し実践しながら考えて学ぶほうが得意なのではないかと思いました。

さらに、2年生になってからは「フィジカルアセスメント」の授業も行いました。なかでも、循環器のフィジカルアセスメントの授業では、「循環器に興味がある」や「心臓は難しい…」と言いながらも、熱心に取り組んでいました。また、事例患者を設定した演習では、解剖生理学や老年看護学概論で学習した老化の特徴と自分の祖父母とを照らし合わせて、身体に何が起きているのかを考えて取り組んでいました。その姿からは、対象に何が起きているのかわかりたい！という学生それぞれの思いを感じることができました。

一方で、クラス全体の意見交換になると、特定の学生が答えていることが多く、自分の意見に自信がもてないために答えられない学生も少なくないのではないかと思いました。しかし、そういった学生たちもたくさんの意見をもっていると考えられたので、自分の意見をみんなに紹介するなどして、それぞれの力を発揮してほしいと考えました。

■私の「ねがい」

このような「学習者の実態」から、「ねがい」を明確にしていきました。授業をデザインしていると、どうしても学生への期待が大きくなり、私の勝手な「ねがい」だけが膨らんでいきます。ですから、「この授業で大切にしたいもの」「何を学んでほしいか」「この授業での学びをどのように臨地で活用してほしいか」と、自問自答しながら、何度も何度も修正を繰り返しました。そうしていくことで、次の4つの「ねがい」が明確になりました。

1つ目は、「患者さんの身体やこころは、日々変化していることを理解してほしい」です。紙面で示す事例では、情報を追加しない限りその状況に変化はありませんが、実際の患者は日々変化します。もし、紙面での事例のように、変わらないことを前提に患者を観察していれば、循環状態などの重要な変化に気づくことはできず、患者は悪化してしまうことも考えられます。心不全状態の患者の実際の経過に沿って観察し、看護を考えてほしいと思いました。また、心不全状態の患者を理解するには、解剖生理から学習をし直

して、循環機能を学ぶとともに、病理学や薬理学も合わせて学んでもらいたいと考えました。

　2つ目は、「老年期にある患者さんが心不全になり、思うように回復しない苦しさやもどかしさを感じてほしい」です。心不全の原因が老化によるものでは、根治が困難で慢性的な経過をたどることも多く、思うように回復せず、その苦しさやもどかしさから、死への恐怖を感じることもあるようです。そのような老年期にある人の思いを感じられる看護師になってほしいと思いました。

　3つ目は、「老年期の患者さんには、患者さんのライフヒストリーがあることを理解してかかわってほしい」です。老年期は、その人らしさが際立つという特徴があります。それは、これまでの人生の経験がそれぞれに違い、それぞれに違う意味をもつからです。つまり、個別性がとても大切で、その人の生きてきたライフヒストリーをたどることが、その人を理解することにもつながるということです。

　4つ目は、「老年期の患者さんが一旦心不全になると、心機能が低下することが多く、退院後も継続的な治療が必要となることを理解して援助してほしい」です。老年期と心不全の特徴をとらえて、退院後の生活も想像しながら看護を考えてほしいと思いました。そして、疾病を抱えながらも老年期の人が、人生をより健康的に過ごすためには、どのような看護を考えていくとよいかを学習してほしいと思いました。

■「目標」を検討する

　「ねがい」を明確にしていくなかで、「目標」の輪郭も浮かび上がってきました。そして、もう一度、「学習者の実態」と「ねがい」を見直しました。

　学生は、健康教室の開催において、健康な老年期の人とのかかわりから、どのような身体の変化があるのかを実際に学んできています。また、基礎看護学実習Iでは、老年期の人を受け持った学生も多く、日常生活援助を行いながら、対象者がどのような不自由さを感じているのかについて直接聞いている学生もいたので、これまでに学生が経験したことや学んだことを大いに発揮してもらいたいと考えました。

　そして、学生たちがこれまでに経験したことや学んだことを発揮し、看護を考えていく授業にするには、老年期の人の加齢現象はもちろん、心不全による身体の症状やその変化をしっかり観察していくことが大切だと思いました。また、こころの変化をとらえ、生活のなかで支えになっているものを活用しながら看護を導き出す必要があると考えました。さらに、心不全で低下

している心臓の機能を守りながら、その人が培った宝ものを大切にして、よりよい老年期を過ごしてもらう看護を考えることが必要だと考えました。

　そこで、目標を「老年期にある患者の病態を理解し、必要な観察を行い看護の方向性を考えることができる」「心機能が低下している老年期の患者のその人らしさを大切に考えることができる」「疾患とともに暮らす老年期の患者の、これからの人生を守る看護を考えることができる」としました。

■「教材の研究」～事例をどのように設定するか～

　今回の授業では、事例をとおして授業を行いたいと思っていましたが、昨年度までのように、紙面で患者を示して説明し想像してもらうだけではなく、入院環境を実習室で再現して、できるだけ臨場感を感じながら学んでほしいと考えていました。そこで、事例をどのようにリアルにするか検討しました。実際に心不全で入院した経験のある老年期の人を授業に招聘して、インタビュー形式にしようかとも考えましたが、それでは、語られる入院の経験は過去のことになるので、「日々変化していること」がリアルに感じられないのではないかと思い、考え直しました。

　高齢者の心不全の特徴は、心筋細胞数の減少と心筋の線維化の進行により発症し、その誘因として、肺炎や気管支炎などが多いということです。ですから、その特徴を踏まえた事例の情報は昨年度のものを変更せずに用いることにしました。しかし、今回工夫したところは、入院の経過に沿って事例の状況を変化させていったところです。まずは、入院直後に呼吸困難があり、ファーラー位で過ごすことしかできない状況で、死に対して不安をいだいている患者の状態を設定しました。その後、治療により呼吸困難感が軽減し、家が気になっている様子を高機能シミュレーターとサポート教員により再現することにしました。

　また、老年期の人は、今までの人生で培った価値がそれぞれ違うので、その人らしさをどのように学んでいくのかを考えていったときに、フロレンス・ナイチンゲールの『看護覚え書』にある「良い看護というものは、あらゆる病気に共通するこまごましたこと、および一人ひとりの病人に固有のこまごましたことを観察すること、ただこれだけで成り立っているのである」*3という一節が思い出されました。この「こまごましたこと」に気づくことが老年期の人の看護においてもとても重要になると思いました。そして、この「こまごましたこと」は、よりていねいな観察で気づくことができます。そこに気づくと、老年期のその人らしさを大切にした看護に近づくことができると考えました。学生が授業のなかで、「こまごましたこと」に気づき、看

護として実践できるようにすることを大切に、学んでいけるようにしたいと
考えました。

■演習での「学習環境・条件」

　今回の授業では、実際のベッドサイドでの看護をイメージしながら授業を
進めていきたかったので、演習を多く取り入れるとともに、実習室で病院の
病室を再現するような環境を設定しました。

　事例の患者は、高機能シミュレーターを用い、毛利ヒロさん（仮名）としま
した。毛利さんはファーラー位で、酸素カヌラ、膀胱内留置カテーテル、ハ
ルンバックを装着し、左前腕には点滴を施行し、下肢は水でぬらした綿をラッ
プで覆って浮腫の状態にしました。また、オーバーテーブルの上には、湯
呑みのお茶、吸い飲みの水、ほとんど摂取していない朝食、600mL/日の飲
水チェック表を用意して、臨場感のある状態を準備しました。

　さらに、毛利さんの枕元には、サポート教員が隠れられるスペースを空け
ておき、学生の質問に受け答えしてもらうようにしました。

　そして、ベッドから少し離れた横にナースステーションを設置しました。
演習を実施するときは、毛利さんのベッドとナースステーションを取り囲む
ように椅子を扇形に配置し、グループで着席できるようにしました。

■「教授方略」の工夫

　実際の臨地実習では、実習の前週に受け持ち患者の情報を提供してもらい、
事前学習をしてから実習に臨みます。実習開始後は、受け持ち患者から自分
で情報を収集し、看護を展開していきます。

　このような過程を、そのまま今回の授業の展開にしていきたいと考えまし
た。ですから、必要な情報は教員から受け取るのではなく、事例の患者から
自分たちで情報を得ていくことにしました。

　はじめに伝える情報は、毛利ヒロさん80歳代、女性。疲労が原因で慢性
心不全が悪化して、初めての入院となったこと、既往には高血圧があること、
最近、夫を亡くして落ち込んでいたこと、畑仕事が生きがいであることなど
にしました。その後、授業の進行とともに、毛利さんの状態は変化していく
ので、毎回の授業で新たに情報を自分たちで得ていくことが必要となります。

　そして、老年期の毛利さんのこまごました様子を学生が観察して気づいて
いくことで、毛利さんへの具体的な看護を考えて実践していくようにしてい
きたいと考えました。

→ 6つの構成要素の関連から単元計画を考える

　6つの構成要素を記入したあと、全体に整合性があるかを確認しました。関連するものを線で結んでいると、「ねがい」と「目標」と「教授方略」の結びつきが強いことに気づきました。そこで、「教授方略」をさらに具体的にするために、単元計画を作成しました（**表1**）。

　単元計画はとてもスムーズに考えられました。それは、私が学生と実施したい授業が、6つの構成要素により明確になっており、授業での学生の反応や、この単元が終了したあとの学生の姿が想像できたからです。

　具体的には、1回目から8回目をとおして、入院初日から対象との出会いと看護の実際までをストーリーにして組み立てました。対象に関心を寄せ、生命力の消耗を最小にするように整え、持てる力を引き出す看護を実践し、振り返る過程を授業で行うことにしました。

　まず、1回目の授業では、事例患者の受け持ち開始前の事前情報を伝え、その情報から老年期の特徴や心不全についてグループで共有し理解するようにしました。

　2回目の授業では、実習受け持ち初日の患者紹介とあいさつの場面を設定しました。初めて患者と出会い、ファーラー位で苦しそうな様子の患者に話しかけたり観察したりして、毛利さんのことばの意味を踏まえて対象を理解していくようにしました。

　3・4回目の授業では、グループごとに前回得た毛利さんの情報を整理し、解釈していくことで看護の方向性を考えていくようにしました。毛利さんの思いや人生で大切にしてきたことについて知り、その人らしく生きていく援助についても考えるようにしました。

　5・6回目の授業では、前回の授業で考えた看護の方向性をもとに実践していきます。まずは、それぞれのグループで毛利さんに必要と考えた援助を実践し、次に2グループで自分たちのグループのよいところと他のグループのよいところを合わせたとき、どのようにしたらよりよくなるのかを相談して、援助の方法を組み立て直します。この回の演習では、シミュレーターを使用せず、サポートの教員に毛利さんになってもらい、援助を実践したあとに毛利さん役からの意見をもらうようにしました。

　7回目は、前回の実践を振り返りながら、何が毛利さんの看護になったのかを考えます。

　8回目は、グループごとに情報収集、患者理解、計画立案、実施、振り返

表1　老年看護学援助論Ⅱ「心不全のある老年期の患者の看護」単元計画

単元	単元 老年看護学援助論Ⅱ〈心不全のある老年期の患者の看護〉		2年生後期
目標	老年期にある患者の病態を理解し、必要な観察を行い看護の方向性を考えることができる 心機能が低下している老年期の患者のその人らしさを大切に考えることができる 疾患と共に暮らす老年期の患者のこれからの人生を守る看護を考えることができる		
回	学習内容	事例の経過	方法
1	**老年期の人を理解するうえで必要な知識の確認** 　老年看護学概論や基礎看護学実習で得た、高齢者の特徴を共有する 心不全について理解する 　事例患者（毛利ヒロさん）の事前情報を提示	事前情報 （入院初日）	講義 グループワーク
2	**知識を基にして、毛利さんを観察し対象を理解する** 　コミュニケーション技術や観察技術を用いて対象を観察する 　毛利さんのことばの意味や観察結果を踏まえて、毛利さんの「その人らしさ」とは何かを考える 　事例患者（毛利ヒロさん）を受け持ち開始	受け持ち1日目 （入院3日目）	講義 グループワーク 演習
3 ・ 4	**毛利さんの情報を整理し看護の方向性を考える** 　毛利さんの思いや人生で大切にしてきたことを知り、その人らしく生きていく援助について考える		グループワーク
5 ・ 6	**毛利さんのへの看護の実践** 　毛利さんに立案した援助を実践する 　さらに、今後毛利さんはどのように変化する可能性があるか考える	受け持ち5日目 （入院7日目）	演習 グループワーク
7	**実践の振り返り** 　前回の実践を振り返りながら、何が毛利さんの看護になったのかを考える。		グループワーク
8	**学びの発表** 　グループ毎に情報収集、患者理解、計画立案、実施、振り返りまでの学びを発表する 　毛利ヒロさんをとおして、老年期の患者のこれからの人生を守る看護について自らの考えをまとめる		プレゼンテーション

りまでの学びを発表し、毛利さんをとおして、老年期の患者のこれからの人生を守る看護について、自らの考えをまとめるように計画しました。

こうして単元計画を作成していると、学生たちはこの授業でどのような学びをしてくれるのか、どのようなことに気づき発見をしてくれるのかとても楽しみになってきました。

このような計画ができたのは、「ねがい」を軸にして「目標」を整理し、学習者の学びを支援する具体的な「教授方略」を考えることができたからだと思いました。

→ 「心不全のある老年期の患者の看護」の授業の実際

ここからは、老年看護学援助論Ⅱの「心不全のある老年期の患者の看護」（全8回）の授業について、2回目の演習を中心に、実際の授業の様子についてお伝えしたいと思います。まず、今回の授業が実際にどのように展開したのか、1回目の学生の様子から紹介します。

■1回目の授業での学生の反応

1回目の授業では、心不全のある老年期の患者である毛利ヒロさんの情報を提示して授業を開始しました。80歳代の女性で、疲労が原因で慢性心不全が悪化し初めての入院となったこと、既往には高血圧があること、最近、夫を亡くして落ち込んでいたこと、畑仕事が生きがいであること、さらに心房細動で抗生剤と強心剤を使用し、飲水制限があることを示しました。学生からは、患者の情報が少ないことで、患者像が描けないとの反応がありましたが、今ある情報から学習を開始し、対象の理解を進めていくように促しました。学生は慢性心不全、心房細動、抗生剤と強心剤の作用と副作用について調べ始めました。

また、学生はまだ患者と対面していないため、毛利さんのイメージがもてないと思われたので、「この人はどのような人なのだろう？」「なぜ、このような状態になったのだろう？」と、これまでの老年看護学概論や老年看護学援助論Ⅰで学生が体験した老年期の方々とのかかわりを想起することで、老年期にある毛利さんをイメージしてもらうように促しました。

そして、これまでに学んだ80歳代の女性の特徴を確認しながら、クラスで患者像を描くことにしました。みんなで共有するために、ホワイトボードに貼った模造紙に毛利さんを描き、高齢者の特徴やどのような思いで入院しているのかなどを学生が記入していきました。しかし、今の情報だけではわか

らないことも多いので、次の授業での毛利さんとの出会いで確認したいことを自己学習しておくことにして1回目の授業は終わりました。

■2回目の実習室での授業の様子

　2回目の演習の授業は、研究授業として、実習病院の指導者や他校の看護教員が複数参観して行われました。

　今回の授業では、学生たちが事例患者の毛利ヒロさんと出会う場になります。出会いの場面から対象を自分の目で観察して、自らができることを考えてほしいと思いました。

　毛利さんのベッドサイドで看護を行っているようなイメージで授業を進めるために、できるだけ実際のベッドサイドに近い状態を実習室に再現するようにしました。

　高機能シミュレーターを用いて実際の患者に近い状態をつくり、オーバーテーブルの上には、湯飲みのお茶、吸い飲みの水、ほとんど摂取していない朝食（一口かじっている梅干し付き）、600mL/日の飲水チェック表などを無造作に置いて準備し、カーテンを閉めて学生からは見えないようにしておきました。また、少し離れたところにナースステーションを設置して、心房細動の心電図モニター波形を映しました。

　時間になり、学生が実習室に集合してくると口々に「なに…、これ」「何があるん？」と言い、カーテンのなかに興味をもったようでした。グループごとにカーテンを囲むように着席したので、お互いの事前学習を見せ合って確認していました。少しざわついていましたが、チャイムと週番による始まりのあいさつでざわつきがおさまり、引き締まった感じがしました。学生に「このカーテンのなかに毛利さんがいらっしゃいます」と伝えると「ここにいるん？」と反応があり、よりカーテンのなかにいる対象に興味が掻きたてられる様子が見られました。

　授業のはじめ、前回の授業で使用した毛利さんの情報を記入した模造紙をホワイトボードに貼り、毛利さんがどのような人なのかを確認し、各自の事前学習を見るように言いました。そして、「毛利さんにお会いしたら何が知りたい？」「それはなぜ？」と、事前学習と毛利さんへのかかわりをつなげるように促しました。すると、ナースステーションに設置している心電図モニターの波形に気づいた学生が、モニターの前に出てきて、「基線のゆれってこれ？　じゃあ、この波形は心房細動」と確認していました（**写真1**）。

　当初は、申し送りのあとにカーテンを開けて毛利さんと対面する予定でしたが、学生が対象に興味をもっているように感じたので、先に対面すること

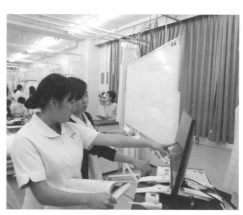

にしました。カーテンを開けると、「咳してるやん。しんどそう」「梅干し食べてない？」といった声が次々と聞かれ、ハルンパックに貯留している尿量、朝食の残量、点滴、飲水量をのぞき込んでいる学生もいました。

写真1 心電図モニターを確認する学生

少し落ち着いてから、代表して直接観察するグループを決定しました。そして、実際の臨地実習で朝の申し送りを受けるときのように、「朝のバイタルサインは、体温36.5℃、脈拍82回/分、呼吸18回/分、血圧124/68mmHg、SpO_2 97％でした。呼吸困難感は、動作時に出現しています。先ほど医師の指示で昇圧剤を3mL/hから2mL/hに、酸素をカヌラ3L/minに減量しました」と、申し送りの内容を伝えると、代表のグループでない学生たちも、一斉にメモしていました。そして、毛利さんのベッドサイドに行ってどのような状態か観察して、自分たちができることを考えるように伝えました。

代表のグループは、少し相談をしてから観察を開始しました（**写真2**）。まず、自分たちでバイタルサインを測定して、下肢の浮腫、呼吸音の聴診、朝食の摂取量、尿量、水分の摂取量を観察していました。

ベッドの枕元のスペースに隠れているサポート教員は、学生の問いかけに対して、咳嗽をしながら「横になって眠れない。座ったままなので、夜は寝られませんでした」「ご飯は食べたくないです」「息苦しいのは、少しましになりました」と、毛利さんになり代わり返答してくれました。学生はそれを聞いて、「やっぱり寝られないんや」などと話していました。実際の臨地実習のように、毛利さんの状態が日々軽快し変化していることに気づいてほしいと思い、昇圧剤と酸素を変更したことを申し送りの情報で伝えましたが、学生たちはそこには気づきませんでした。

その後、代表のグループはバイタルサイン測定を終え、ナースステーションに戻って指導者役である私に報告をしました。報告した内容は

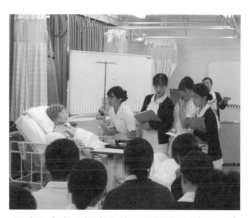

写真2 患者の観察を始める代表のグループ

週番の学生がホワイトボードに書いて、他の学生たちにもわかるように示してくれました。とはいえ、観察した項目を羅列しているだけだったので、「その結果は？」と尋ねると、代表のグループは観察した結果を示しました。

　もしかすると観察項目だけで、身体のなかを考えながら観察することができていないのではないかと思っていると、週番が「よりよくするために何かありませんか？」と他の学生に尋ねました。すると、他の学生は挙手をして、「浮腫があるし、横になって寝られないから、同じ体位でいると褥瘡が発生する可能性もあるので、体位変換も大事だと思う」と必要な看護を考えられていました。また、心不全の悪化を考えていたグループからは、「痰の状態を知りたいから、ごみ箱のなかのティッシュを見てほしい」という発言もありました。

　このような観察をもとに、引き続き援助を実践してほしいと思ったので、「80歳代の毛利さんの心不全の状態は、どのようになっているかを考えて、さらに援助を考えていってください」と伝えました。代表のグループは、報告した観察項目を見ることと必要な看護を考えるのに必死になっていました。そこで、本来ならば、実践しながら気づいてほしかった情報である、夫が半年前に亡くなっていることや、入院時に呼吸困難が著明にあり、苦しくなり救急搬送されたこと、強心剤と酸素を減量していることを追加情報として伝えました。代表のグループは「これってよくなってるってこと？」と言いながら、続きを実践しました（**写真3**）。

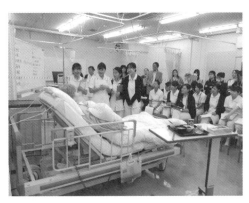

写真3 毛利さんとやりとりする学生たち

　さらに、浮腫があるため踵部の褥瘡の有無を観察していると、毛利さんから「お父さんの介護で疲れが出たのかな。お父さんの仏壇が気になる。家も畑もほったらかし」「もう、このままよくならないかもしれないわ」と言われ、代表のグループは「家が気になりますか」「大変だったんですね」と返答していました。

他の学生たちはそのやりとりを聞いて、「心配事とか考えてなかった」などと口々に言っていました。また、その場面での代表グループの感想を聞くと、「突然、もう、このままよくならないかもしれないと言われてびっくりした。精神的な看護も必要だった」と答えが返ってきました。

　当初の予定では、まとめをして毛利さんの心不全状態が改善されていることを確認して終了しようと考えていましたが、どの学生も、グループで話し

ながら学生なりの患者像と何が起きているのかを考えていました。そこで、教員が中心になってクラス全体でまとめを行うよりも、このまま学生たちが感じていることを持ち帰って、それぞれの学生なりの看護を考えて、次につなげるほうがよいと思い、まとめの方法を変更することにしました。

そして、学生たちの感想を受けて、老年期の対象のこころの状態が身体に影響した患者の例として、「もう歳なんだから、あきらめも必要。なんでも欲張ったらだめです」と言われ、病状がよくならなかった患者が、学生とのかかわりをとおして本来の自分らしさを取り戻し、元気になっていった話をして、授業を終えました。

→ リフレクションシートを用いた授業リフレクション

今回の演習は、先に述べたように研究授業として、実習病院の指導者や他校の看護教員の参観を得て実施したので、授業後は引き続きリフレクションシート*4を用いて集団による授業リフレクション*5を行いました。

リフレクションシートとは、授業者が授業の時間経過にそって、授業前に考えていたこと（当初Plan）・授業中に見取ったこと（See）・見取りをもとに考え直したこと（修正Plan）・実際に行ったこと（Do）を記入したものです（**表2**）。このシートをもとに、プロンプター（聞き役）*6と共にあらためて授業を振り返っていきます。今回は、授業が終わってすぐに記入したシートを参観者とプロンプターに配布し、授業者と参観者が各自に経験された授業の事実を出し合っていくことで、集団で授業のなかで起きていたことを確かめていきました。そして、リフレクション後は、新たに思い出したことや気づいたことをシートに追加記入（**表2の色文字**）しました。

■授業の印象

授業者と参観者が着席したあと、集団による授業リフレクションが開始されました（**写真4**）。

まず、授業者の「ねがい」を共有してから、今日の授業に対する印象を述べました。授業の全体の印象は『いつも通り一生懸命』でした。

なぜ、『いつも通り一生懸命』かというと、学生たちは、ふだんから

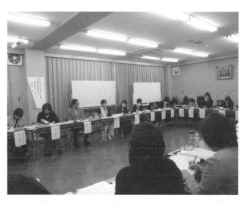

写真4 集団による授業リフレクションの様子

表2 リフレクションシート

〈本時の目標・ねがい〉事例患者さんを直接的に観察して身体とつなげて理解することができる。また、その人らしさとは何かについて考えることができる

当初のPlan	See	修正Plan	Do
実習室1で毛利さんを囲んで座っている。今日の授業の進み方を説明し、演習ができる状態をつくる	①グループでこじんまり固まろうとしている ④カーテンのなかに興味をもっている様子でざわざわしているやはり、実践が好きなクラスなんだ	②説明する前に少しほぐそう ⑤毛利さんがスタンバイしていることを伝えよう	③緊張をほぐす話をする ⑥Do
前回の授業の振り返りをして、毛利さんがどのような人なのかを共通認識するとともに、どのような自己学習をして、毛利さんを理解しようとしているのかみんなで確認する	⑦自分の全体像と見比べながら見ている。模造紙を見なくても、覚えているみたい ⑩自己学習は、個人差があるが、やっている。グループでやったところもある ワークシートはあまり書いてないようだ 参観者からたくさん書いていたと言ってくれた ⑬心電図モニターの波形を前まで確認に来た	⑧前回の授業の振り返りを模造紙に書いてある全体像を見ながら、振り返ろう ⑪自己学習と毛利さんをつなげるために確認しよう 「毛利さんにお会いしたら何が知りたい」と聞いたら学習したことを調べ直して、ほしい情報を付箋紙に書いている ⑭学生が納得できるまで待とう	⑨模造紙の対象のモデル図を注目しながら進める 対象を理解するためのモデル図も書いている ⑫自己学習の内容を確認する。自己学習が見えた人からあてる テキストをそのまま読んでいるように見えた。「つまり」と問い直すと答えたので理解できている ⑮心電図モニターを前まで見に来た学生を見て「(席を立ってモニターの波形を確認しても)いいんや」って言ってた
直接的に観察を行い、毛利さんの身体のなかを理解するために、朝の申し送り内容を伝える	⑯カーテンのなかの毛利さんに興味をもっている ⑲代表のグループは緊張している みんな、朝の申し送りを伝えるとメモをとっている	⑰申し送りをする前にカーテンを開けたほうが興味をもてるかも ⑳予定していたことを全部伝えなくてもいい。まず、観察してもらおう	⑱カーテンを開けて毛利さんと対面してもらう 先に開けてよかった。すごい興味をもってくれている ㉑Do 「伝えなくてもいい」と判断してよかった。詰め込んでも混乱するだけ
クラス全体で毛利さんと対面するどんな毛利さんの変化に気づくかみてみる	㉒カーテンを開けると、後ろの学生は、立ち上がって毛利さんを覗き込んでいる 尿量、ご飯、点滴、飲水量チェック表を観察している		㉓Do
代表のグループに前に出てきてもらい、観察開始する 朝のバイタルサイン測定を行ってもらう。何かほしい情報はないか尋ねる	㉔体温、血圧、SpO₂を測定している。浮腫、肺音、朝食の量、尿量、水分量を観察している 「夜も眠れていますか」他のグループもメモしていた 「なぜ心不全で咳出る?」浮腫?冷感?「皮膚ってこんなに薄い?」「肺水腫?」本で調べている 聴診しているとき身を乗り出して見ている	実施以外の学生も私が見ている以上に自己学習と重ねて観察していたことがわかった	㉕Do

観察の振り返りを行う 学生が司会をし、ホワイトボードに「できたこと」「よりよくするために」を書きながら振り返り、心不全は改善しているかを考える	㉖「できたこと」を書き出している。実施したことの結果はない	㉗身体のなかは見ることができないかも、結果も一緒に出してもらおう 教員の「結果はどうだったの?」との投げかけに、尿の混濁の観察結果を発表している。点滴の計算している実施者を見て「そこまで見ないといけないんや」とボソッと言っている	㉘タイミングを見て、結果を書いてもらう
	㉙「よりよくするために」を、他のグループに振っている	㉚自分からは、発言しにくい雰囲気なのか。でも、もう少し、学生に任せてみよう	㉛Do
	㉜観察だけではなく、褥創予防や必要な看護まで考えている 発言がなくなってきた 司会が困っている?	㉝もう少し、学生に任せてみよう	㉞Do
		教員「老年期の特徴は?」→他の学生「80歳の身体ってどんなんやった?」と疑問が出ている様子 心不全のテキストを見ながら聞いていた。すごいメモしている	
		㉟そろそろ、交代して身体とつなげよう⇒身体とつなげることを意識しすぎたかもしれないが、必要なこと	㊱Do
振り返ったことをもとに、必要な観察や看護を行う	㊲もう一度、実践することを伝えると、困りながらも、どうするか話し合っている	㊳時間がなくなってきているけど、待とう おかゆのなかに「梅干し」があるとわかったときの反応	㊴Do
		㊵実践する前に、夫のことや入院時の状況、酸素、昇圧剤の減量を伝えて、思考を広げてもらおう⇒本当は気づいてほしかったこと	㊶「あー」っていう反応!申し送りで伝えるように言う。できるだけ、臨地で実習しているように言う
	㊷実践しようとしている 実施者はホワイトボードで確認しながら実施している 心音を聞こうとしている		
授業全体のまとめをしながら、毛利さんの身体のなかがどのようになっているのかを、学生なりにまとめる	㊸学生は、グループで話しながらまとめている	㊹予定していたまとめはいらない。心不全の循環動態と生活のしにくさについて話そう	㊺Do
	㊻実施者の感想を聞くと「精神的な看護が必要」と答える。他の学生もうなずいている→思考が広がった	㊼実習で出会った患者さんのことを伝えよう ↓ グッと話の内容に引き込まれた	㊽Do
	㊾他に必要なことを聞くと、家族を知りたいと答える	㊿入院時の情報を伝えるチャンスがなかったから貼り出そう	51入院時のカルテの記入された内容をホワイトボードに貼る ※色文字はリフレクション後に追加記入

活動的な学習が得意で、特に事例患者を想定した演習では、とても主体的に学習していました。この演習のように対象が目の前にいることで対象への関心が強くなり、「患者のために何かできること」を一生懸命に探そうとします。今回の演習でも、これまでと同様に、代表のグループの学生はもちろん、実践していないグループの学生も一緒に参加し、毛利さんが再び元気になるような看護をしようとしていました。その姿がとても印象的だったので、授業の全体の印象も『いつも通り一生懸命』になりました。

■授業のなかで起きていることを確かめる

　集団による授業リフレクションでは、時間経過に沿ってプロンプターの質問や投げかけで、授業中に起きていた事実を語っていきました。また、参観者からも学生の発言やつぶやき、具体的な行動など、各自に経験された事実を語ってもらうことで、授業者の私が見取っていなかった事実を知ることができました。

　なかでも、それは授業が始まり、前回の振り返りをしたあとに自己学習と毛利さんをつなげて考えるように情報を整理していたときのことです。私は、事前学習に個人差があるのではないかと思い、学生がどのように学習してよいかと困ったまま、この演習に臨んでいるのではないかと心配になっていました。しかし、参観者からは、どの学生も自分なりの学習をしており、自由にグループで共有できているので、「こんなことも見たんや」と、互いに教え合っていた様子が語られました。

　また、私が「毛利さんにお会いしたら何が知りたい？」と尋ねた場面では、自己学習で学んだことを見直しながら、知りたい情報を付箋紙に書き出している学生もいたようでした。さらには、ナースステーションに設置しておいた心電図モニターで波形を確認し、「やっぱり不整脈やわ。こわいな」などと言っている学生もいたそうです。

　代表のグループが前に出てきて観察をしている場面では、他の学生も毛利さんの観察結果をメモしており、「心不全って咳出る？」「肺水腫？」と言いながら、テキストで調べたりしている様子も語られました。下肢の浮腫を発見した場面では、「冷感あるよな。浮腫の皮膚ってこんなに薄い？」と相談している学生や、聴診をしている場面では、身を乗り出して見ている学生がいたり、「左心不全？　右心不全？」と話していたりする学生がいた事実も知ることができました。

　観察の振り返りを行っている場面では、尿量や混濁を考えていたり、抗生剤を投与していることを考えたりしていた学生の様子が語られました。代表

のグループが点滴の滴下数や水分出納を計算していると、「そこまで見ないといけないんや」と言っていたそうです。また、「80歳代の身体で心不全の状態は…」と伝えたときには、テキストで血液循環や末梢血管抵抗などを調べていた学生もいたようでした。そして、夫が死亡したことを告げると「あー」と言いながら、精神的な援助にも考えをめぐらせていた様子も知ることができました。

　授業終了時の場面では、プロンプターから、実習で出会った老年期の患者と学生のかかわりをここぞとばかりに伝えているように見えたと話がありました。他の参観者からも、最後に伝えたことで、学生がグッと話の内容に引き込まれたようになり、授業が締まったように感じたと伝えてもらいました。私は、週番の学生が司会となり、クラス全体で自主的に進めていたのに、主体性を奪ってしまったのではないかと思っていましたが、プロンプターと参観者のことばから、「教員が看護を語ることで、学生に看護のすばらしさが伝わった」と感じることができました。

　このほかに参観者からは、何を言っても大丈夫な雰囲気で、学生がリラックスして、和気あいあいとしながらも主体的に学んでいるように見えたことや、学生が楽しそうに授業を受けているように見えたということも伝えてもらいました。

　また、高機能シミュレーターの環境がとてもリアルだったので、学生が臨床にいるように感じがんばったのかもしれないと感じたことや、実習でのかかわりを想定して授業をしていることがわかったという感想がありました。ほかにも、学生がすぐに考えられないときには、学生の反応を待っている時間が大切だと感じられたことや、そうした授業者のかかわりが学生の安心感につながり、学生の考えを豊かにしていくのではないかという参観者からの発言もありました。

■今後の授業に向けての手がかり

　一通り、授業のなかで起きていたことの確かめが終わったところで、あらためて授業リフレクションを行う前と後を比べてみると、私が思っているよりも、学生は毛利さんをよく観察しているなと感じました。今回の演習では、与えられた情報だけで看護を考えるのではなく、直接対象を観察して、知識とつなげて理解してほしいと考えていましたが、学生は、私の予想を超えて、毛利さんの状況をよく考えて、観察していたのだと思いました。

　また、授業をしているときは、毛利さんの身体の状態や夫が亡くなってしまって落ち込んでいることなど、もっと気づいてほしい、もっと考えてほし

いと思っていましたが、学生なりに知識と経験を最大限に使って看護しようとしていることがわかりました。90分の演習で学生がたくさんのことに気づくことには無理があるとは考えていましたが、自分でも気づかないうちに期待が膨らんでしまい、学生に求めるものが大きくなっていたのだと、参観者からの発言から気づくことができました。そして、学生の学びを豊かにしていくためには、学生が興味をもって授業に臨めるような授業デザインをして、学生を信じ『いつも通り一生懸命』に学生が取り組める授業を続けていけばよいのだと感じることができました。

➡ 気づきに基づいた単元計画の見直し

　リフレクションシートを用いた集団による授業リフレクションを行ったことで、学生は演習でたくさんのことを学べていることに気づくことができました。しかし、同時に私の学生への期待が大きくなるあまり、学びの内容をたくさん求めてしまっていることにも気づきました。看護の対象は日々変化していき、1日でも同じ状態でいることはなく、気づくことが遅れただけで重大な影響が生じる可能性もあります。ですから、強心剤と酸素の変更や検査結果など、自ら必要だと思った情報をとってほしいと考えていました。しかし、それは、初めて心不全のある老年期の患者の看護を実践しようとする2年生には、求めすぎていることがわかりました。期待することはとても大事ですが、求めすぎてしまうと学生は「できない」ことで看護への関心をもてなくなってしまう可能性があることに気づきました。

　このような気づきから、今後の単元計画を見直すことにしました。

　計画では、患者は日々変化していることを学んでほしかったので、3・4回目で受け持ち1日目（入院3日目）の毛利さんの情報を整理し看護の方向性を考え、5・6回目で受け持ち5日目（入院7日目）の毛利さんに看護を実践することにしていました。しかし、3・4回目の授業では情報をアセスメントすることで、いっぱいになることが予測できたので、そのあと無理をして病日を進めると混乱してしまい、毛利さんに関心を寄せながら学習ができなくなるのではないかと思いました。そこで、学生に「病日を進めるつもりだったが、このまま対象理解を深めて受け持ち1日目の看護を続けて考えるようにしたい」と伝え、学生からも同意を得ることができたので、5・6回目の看護の実践も、受け持ち1日目の看護を続けて考え実践することにしました。

　毛利さんが、これまでの人生で培ってきた宝ものを大切にしながら、生命

力をできるだけ保ち、その人らしく生きていくための看護を考えることをとおして、老年期の患者の看護を学んでほしいとあらためて思いました。

そして、5・6回目の授業では、グループで毛利さんに実践したい看護を発表してもらい、7・8回目の授業では、これまでの学びの振り返りをすることにしました。

こうして、8回の授業を終えた学生の感想には、「先々のことを考えて、予測してケアをしていかなければならない。しかし、今の患者の状態も見ていかなければならないと思いました」「心負荷をかけずに患者のニーズを叶えるのがとても難しかったです」「自宅に帰りたい毛利さんの思いのために、何ができるのかをもっと深く考えていきたい。自宅に戻っても一人で畑を耕すことは難しいので『毛利さんにとって大切な畑』を守るために、どういう援助を行えばいいのか考えていきたい」とありました。

振り返りの授業を終えて、学生の学ぶ力を信じてよかったと感じました。また、集団による授業リフレクションの気づきから、その後の単元計画を見直したことで、学生は、受け持ち1日目の状態からも患者は日々変化していくことを理解できたようでした。毛利さんの発言から、思うように回復しない苦しさやもどかしさを感じ、老年期にある患者のライフヒストリーを大切にしていくことや、自宅に帰ってからも看護が必要であると考えていることから、退院後も継続した治療が必要であることを学んでいました。

このように、授業者の軸がぶれなければ、学生の学びが確実にあることがわかりました。

今後も、学生と対話しながら、何を学んでほしいのかという「ねがい」をしっかりもち、学生の学びを豊かにしていく授業デザインや授業リフレクションに取り組んでいきたいと思っています。

（中野珠枝）

老年看護学

集団による授業リフレクションの経験がもたらすもの

　中野珠枝先生に紹介してもらった老年看護学の授業リフレクションは、本文でも触れられているように、実習病院の指導者や他校の看護教員の参観を伴った「研究授業」に位置づけられたものです。私も授業参観に引き続き、プロンプターの役割を兼ねるかたちで集団による授業リフレクションの場をコーディネートしていたので、この日のことは、とてもよく覚えています。老年期の患者である毛利ヒロさんのことをもっとわかろう・知ろうとする授業中の学生の様子は真剣そのものでしたし、授業者と参観者が各自に経験された授業の事実を出し合うことで、そうした学生の姿が次々と明らかになっていく過程には、小気味よささえ感じることができました。

■実りある授業リフレクションのために

　「研究授業」というのは、学校教育の世界における伝統的な授業研究の1つの形態で、授業の公開に先立って行われる指導案検討から、授業の公開と、それに引き続き参観者を交えて行われる研究協議を含めた一連の過程のことを指します。近年では看護教育の世界でも取り組まれる例が少しずつ見られるようになってきましたが、中野先生が当時所属していた松下看護専門学校では、2012年度から、この研究授業に授業デザインと授業リフレクションを取り入れています。

　なかでも、今回、中野先生が行った「集団による授業リフレクション」は、研究授業を授業者にとっての日々の授業に還元するために開発したもので、同時に授業者と参観者が、授業のなかで起きていることから共に学んでいけるようになることをめざした方法です。

　また、今回は授業が終わった直後に、中野先生が「リフレクションシート」の記入を済ませてくれました。それ自体、私たちが開発した授業リフレクションの方法の1つなのですが、集団による授業リフレクションの場では、このシートをもとに時間の流れにそって場面を区切り、その都度、授業者に経験された授業の事実を語ってもらい、そこに参観者に見えていた学生の事実を重ね合わせていくようなかたちで、授業のなかで起きていたことをていねいに確かめていきました。

　当日は、実習病院の指導者と同校の看護教員に加え、大阪府内・府外の看護教員や、看護教員養成講習会の受講生の参観もありました。同校の教員以外は、研究授業への参加はほとんどが初めてのため、授業参観に先立って設けられた導入講義では、授業を見る視点として、学生の様子（発言・行動・つぶやき・からだのあらわれ・あらわしなど）に注目することや、どんな場面でどの学生のどんな姿が見られたのか、記憶あるいは記録に留めておくことを中心に話をしました。

　さらに、集団による授業リフレクションの開始にあたっては、授業者の「ねがい」を大切にすることや、各自に経験された授業の事実を素朴に出し合い、交流することなどを留意点として伝え、共通理解を図りました。

　こうして、多くの参観者の協力が得られたことで、この日の集団による授業リフレクションはとても実りあるものになりました。それは、中野先生の報告にもあるように、参観者によって、授業中のたくさんの学生の姿が具体的に語られたことからもわかると思います。

■中野先生の「臨床の知」に学ぶ

　集団による授業リフレクションを行うことで、中野先生が得たもっとも大きな収穫は「予想を超えて、毛利さんの状況をよく考えて、観察していた」学生の姿だったと思います。同時に「学生に求めるものが大きくなっていた」ことへの気づきは、その後の授業計画の大胆な見直しへと中野先生を突き動かしました。まさに、目の前の学生の姿に基づいた授業改善の好例だといってもよいでしょう。

　こうしたことが、ある意味、無理なく自然とできるのは、中野先生が身につけた「臨床の知」[*7]によるところが大きいと思います。それは、リフレクションシートに現れた「See」に対しての「修正Plan」の多さからもうかがい知ることができます。

　たとえば、「⑯カーテンのなかの毛利さんに興味をもっている」→「⑰申し送りをする前にカーテンを開けたほうが興味をもてるかも」のところや、「㊸学生は、グループで話しながらまとめている」→「㊹予定していたまとめはいらない。心不全の循環動態と生活のしにくさについて話そう」のように、目の前の学生の姿に応じて、当初の計画（当初Plan）を柔軟に見直しながら、この日の授業も展開しています。そこでは一貫して、学生の興味・関心が大切にされていることがわかります。

　ですから、学生の興味・関心を支え続けるためには、その後の授業計画の見直しも、中野先生にとっては、むしろ当然のことだったのだと思います。

■高齢者のステレオタイプを超えて…

　前に、老年看護学の授業をとおして、高齢者のステレオタイプが教授されることについての違和感をお話ししましたが、中野先生の授業にそのような違和感を感じることはまったくありませんでした。授業中の学生が見せてくれたのは、毛利さんをわかろう・知ろうとし、毛利さんのために何かできることを一生懸命に探そうとする姿でした。あらためて対象理解とは「わかること（わかったつもりになること）」ではなく、絶えず「わかろう・知ろう」とし続けることなのだと、学生の姿が教えてくれているようでした。

　このような学生の学びが可能になるのも、中野先生の「臨床の知」に基づいた臨機応変な計画の見直しがあればこそなのだと思います。研究授業の1時間に限らず、その後の授業においても、学生を絶えず「わかろう・知ろう」とし、患者に対する学生の興味・関心を一貫して支え続けることが、学生が老年看護学の対象理解を学ぶことにもつながっていたのです。

■患者を理解することと学生を理解すること

　こうしてみると、患者を理解することと学生を理解することは、同じ形をしていることに気づきます。対象への興味・関心が、患者のために何かできることを一生懸命に探そうとする学生の姿を導いていたように、日頃、私たちは中野先生のように、学生のために何かできることを一生懸命に探そうとしていたでしょうか。

　授業を参観した指導者にとっては、いつも緊張して実習にくる学生が、学内ではこんなにものびのびと学んでいる姿は目から鱗が落ちる思いだったでしょうし、今後の学生へのかかわりを見直すきっかけになったはずです。それは自校や他校の教員も同様でしょう。今回の研究授業は、授業者の中野先生だけでなく、多くの参観者にとっても、学生の姿に学ばせてもらう得がたい経験になったのではないかと思います。

（目黒　悟）

"学生の可能性を信じ共に成長する老年看護学の授業をめざして"

　ここで紹介した老年看護学の授業を行った学生たちは、すでに看護師となって実習施設であった病院で働いています。ベッドサイドで必死に患者さんにかかわっている姿を見ると、今でも、この授業で身を乗り出して学んでいた頃を思い出し、頼もしくなります。

　私にとって、この授業での一番の学びは「学生の成長する力を信じる」ということでした。授業者の私自身が「学んでほしい」と無理強いしなくても、学生が興味をもって授業に臨めるような授業デザインができれば、学生はそれぞれ自分なりに知識と経験を最大限に使って学んでいけることがわかりました。授業リフレクションを行ったことで、あらためてそのことが「腑に落ちた」感覚です。同時に、これまでの私は、できるだけたくさんのことを学んでほしいと思うがあまり、求めすぎていたことにも気づきました。それからは、講義だけでなく臨地実習に臨むにあたっても、授業デザインの6つの構成要素の関連を見るときに「ねがいがたくさんになっていないか」「目標に無理はないか」を確認し、「この授業で本当にわかってほしいことは何？」と自問するようにしています。

　老年期は、老いと喪失の一方で人生の円熟の時期でもあります。その時期を、希望をもって生きていくために「どのようなかかわりができるのか」について考える看護の授業をこれからもしていきたいです。学生が「早く老年期の方々とかかわりたい！」と思えるような授業をめざして、共に成長していきたいと考えています。

（中野珠枝）

引用・参考文献

★1 目黒悟：看護教育を創る授業デザイン：教えることの基本となるもの，メヂカルフレンド社，2011.

★2 目黒悟、永井睦子：看護の学びを支える授業デザインワークブック；実りある院内研修・臨地実習・講義・演習に向けて，メヂカルフレンド社，2013.

★3 フロレンス・ナイチンゲール著，湯槇ます監修，薄井担子，小玉香津子他編訳：看護覚え書；看護であること・看護でないこと，改訳第7版，現代社，2019，p.197.

★4 目黒悟：看護教育を拓く授業リフレクション；教える人の学びと成長，メヂカルフレンド社，2010，p.36-47.

★5 前掲書★4，p.48-61.

★6 前掲書★4，p.62-67.

★7 前掲書★4，p.135-138

小児看護学

小児看護における倫理を学ぶために

　看護学生も読者の皆さんも、誰もが子ども時代を経て、大人としての今の自分があるのはもちろんです。とはいえ、小児看護の対象理解を深めることはそう容易なことではないようです。ひとくちに「子ども」といっても、対象は乳児期から思春期までと幅広く、年齢に応じた成長発達についての知識も必要になりますし、子どもにとっては、とりわけ大きなウエイトを占める家族の存在も十分に考慮に入れる必要があるからです。

　ここで取り上げる小児看護学の概論は、こうした対象理解に基づいたうえでの「子どもの権利と倫理」に焦点をあてた授業です。

　授業のなかで権利や倫理を扱うということは、ともすれば看護師として何が正しい行いであるのかを伝えることに偏りがちで、学生に「こうあるべき」と教条的に倫理が学ばれてしまう可能性も否めません。たしかに、専門家になる以上は、「看護職の倫理綱領」なども知識として知っていることは大切でしょうが、臨床で現実に遭遇する倫理的問題とは、正しいことはわかっていても、そうは簡単にできない、あるいはそうはなっていないような場面にあるのだと思います。そこで、このようなときに自分はどう判断し、どのような行動をとるのか、学生に考えてもらうことで、学生自身のなかに倫理観を養っていくことが大切になってきます。しかし、そのためには、学生に何をどのように考えてもらうのか、教員は学生の何十倍も考えて授業に臨む必要があるといってもよいでしょう。

　この意味で大変示唆的なのが、以下で紹介する「子どもの権利と倫理」の授業です。

目黒　悟

子どもの権利と倫理

→ 子どもと家族に寄り添って考える授業をめざして

　ここで紹介する授業を行った当時、私は新潟県長岡市にある3年課程の看護専門学校で、小児看護学を担当する看護教員として10年になっていました。小児看護学の授業は、1年次に小児看護学概論（1単位）、2年次に小児保健（1単位）と小児看護援助論（2単位）、また在宅看護論実習の一部で乳幼児健診の見学、そして3年次に小児看護学実習（2単位）という構成になっています（**図1**）。

　なかでも、小児看護学概論1単位は、30時間15回で構成しており、1年次の12月から2月に開講します（**表**）。今回、授業デザイン*1,2に取り組んだのは13・14回目の「子どもの権利と倫理」です。

　あらためてこの授業のデザインに取り組もうと考えたのは、2年次の小児看護援助論のなかの演習で、ある学生が「採血のとき、嫌がる子どもを本当に抑えてもいいのか…」と話していたことがきっかけでした。子どもの気持ちになって考えた学生の素朴な疑問だったと思いますが、看護学生としての倫理的な感性が育まれているからこその発言だとも感じました。

　もちろん前年度も、「子どもの権利と倫理」については授業を行っていましたが、そうした学生の反応を踏まえて、今回はさらに治療や検査・処置を受ける子どもの立場になり、子どもや家族の気持ちに寄り添った視点で看護を考えることができたらいいなと思いました。そこで、学生が子どもの気持ちや家族の気持ちを深く考えることをとおして、小児看護における倫理を考

図1 小児看護学の構成

1年次	2年次		3年次
小児看護学概論 （1単位 30時間） 子どもとは 小児看護の役割	小児保健 （1単位 15時間） 健康な子どもの看護	小児看護援助論 （2単位 45時間） 健康障害の子どもの看護 22時間 低出生体重児の看護 4時間 小児疾患. 治療 15時間	小児看護学実習 （2単位 90時間 12日間） 　小児病棟　　　　6日 　NICU棟　　　　1日 　保育園　　　　　3日 　OR・まとめ　　　2日
	在宅看護論実習Ⅰ 小児保健実習(乳幼児健診)	演習（プレパレーション）4時間	

表　小児看護学概論　1単位30時間（15回）

目的	ライフサイクルにおける小児期の特徴を理解し、小児看護の機能と看護の役割について理解する。	
目標	1. ライフサイクルにおける小児期の特徴を理解する。 2. 小児の成長発達を理解する。 3. 小児が生活している社会や環境との関係を理解する。 4. 小児看護の機能と役割について理解する。	
回	学習内容	
1	Ⅰ. 子どもとは	1. ライフサイクルにおける子ども 2. 子どもの特性
2		3. 子どもの成長と発達 　　概念、原則、影響因子、形態的成長
3〜5		機能的発達
6・7		心理社会的発達
8・9		性の発達 成長・発達の評価
10・11		4. 子どもの栄養 5. 子どもの遊び
12	Ⅱ. 子どもと家族を取り巻く環境	1. 子どもにとっての家族（環境） 2. 子どもを取り巻く社会
13・14	Ⅲ. 小児看護の目さずところ	1. 子どもの権利と倫理
15		2. 小児看護の対象と特徴 3. 小児看護の目標 4. 小児医療・小児看護の変遷、今後の課題 5. 小児看護の今後の課題

えていけるような授業にしていくために、6つの構成要素による授業デザインに取り組もうと考えました。そして、目黒悟先生と永井睦子先生に助言をいただきながら、授業デザインを進めていきました（**図2**）。

➡ 「子どもの権利と倫理」の授業デザイン

■「学習者の実態」把握

　授業をする1年生は45名で、女子41名、男子4名のクラスです。ほとんどが高校卒業後の入学者で、社会人経験者は1名でした。

　学生たちが入学してから倫理についてどのように学習しているのか、関連科目と学んだ内容を確認すると、4月の入学時から「人権と赤十字」の講義が始まり、児童の権利に関する条約を学んでいました。また、「看護学概論」

図2　6つの構成要素による授業デザイン

1年次　小児看護学概論　子どもの権利と倫理

目標

1. 日常の治療、検査・処置のなかに倫理的問題が含まれていることを理解できる。
2. 治療、検査・処置を受ける子どもと家族の気持ちがイメージできる。
3. 治療、検査・処置を受ける子どもと家族の、揺らぐ気持ちやジレンマを感じることができる。
4. 事例をもとにロールプレイをとおして、子どもと家族の気持ちに寄り添った方法を考えることができる。

ねがい

子どもの最善の利益を

- 子どもと家族の置かれている状況を理解しようとする子どもと家族に心を寄せ、子どもの立場に立ってかかわれるようになってほしい。
- 子どもにとって最善のケアがどうだろうかと考えられるようになってほしい。
- まだ学習していない手術前後の経過や、手術後の痛み、治療・食事の制限などの補足説明をする際に、倫理的感性をもってほしい。
- 子どもと家族が対象となる小児看護における倫理的問題について考える機会になってほしい。

教授方略

- 13回目に、「子どもの権利と倫理」について講義する。(前半30分)
- 倫理原則、看護者の倫理綱領、児童の権利に関する条約、ジュネーブ...の4分割やナラティブ分析シート（※は1年生）に沿って学習済みを想起してもらい、倫理的問題に取り組む上での気づきなどを考える。
- 児童憲章、児童の権利に関する条約、小児看護領域の業務基準、小児看護学会の小児看護の日常的な臨床場面での倫理的課題に関する指針を紹介する。
- 「どうしてひるようになったんだろう」というような子どもにとってどうするか、という場面を提示、隣どうし話し合ってもらい、その後クラスで事例を共有する。
- 13回目後半に、手術の説明が子どもに十分にされていないという事例を提示、「あなただったら」とワークシートに沿って問いかける。
- 事例をもとに、ワークシートに沿って個ワークを行う。「あなた自身が、学生自身の感情と子どもの感情に焦点をあてる。
- 自分自身に向き合えるように個ワークのなかで、「あなた自身はどう思っているのでしょうか」など、学習をしてもらったり「このテどもは思うだろう...」とグループワークをしてもらう。(30〜40分)
- 14回目に、個ワークをもとにグループワークをしてもらう。
- 7〜8人1グループとして、6グループで行う。
- 子どもへのアプローチは成長発達に十分に考慮し、具体的な方法を考えるように伝える。
- 14回目後半で、1グループ10→1程度で事例での場面を想定してロールプレイを行い、意見交換する。
- 司会は授業者が行い、質問などで事例を決める。小児看護における倫理的問題についての検討ができるよう促す。

学習環境・条件

- 45人1クラス、講義室の前後二つにしきり。
- 週番がスライド・ドマイクグループワークなど比較の授業の準備を行う。
- 講義室で、スライド、書画カメラを使用する。
- 基礎看護実習などのグループワークが習熟しているため、学生はグループ検討には...を中心に、6グループに分けてもらう。
- 1グループ7〜8名のため、それぞれの配慮は学生でしてもらう。母親だけでなく、父親や祖父母、兄弟、父親、病気...保育士、看護師、保育者など子どもと自由に設定してもらう。
- 13・14回目で時間が足りなかった場合は、15回目で補う。

ロールプレイで具体性を図る

学習者の実態

- 3年課程1年次入学45名（男子4名、女子41名）
- 高校卒業後入学44名、社会人経験者1名）
- 1年次前期に、「人権について」の講義で児童の権利に関する条約「看護学概論」で看護倫理、看護者の倫理綱領を学習した。
- 4月、5月に個人情報に関するガイドラインの説明や、実習前の全体オリエンテーションなどで、「学生としての倫理的な規範を受けた。
- 1年次後期の「医療倫理」の講義で生命倫理やジュネーブ宣言の4分割表で事例検討を行った。
- 実習グループでの学習歴が多く、程度の差はあるが全体的に一生懸命に取り組んでいる。3月の基礎看護実習1を終え、実習グループに分かれ、「かれない」とテーマを抱っこしている一生懸命さを学生はおおむね理解している。
- 新生児モデル人形を抱っこしてもらうと、「赤ちゃん」とテーマに抱っこしている一生懸命さを学生はおおむね理解している。

教材の研究

- 小児看護においては、健康障害における子どもと家族へのかかわりが必要である。子どもは認知能力や言語能力が発達途上であるため、治療への理解と協力が得にくい状況があり、嫌がる子どもに対して安全を確保しながら、嫌がる子どもの気持ちを代弁したり支援したりしなければならない場合がある。
- 子どもの権利については、「児童憲章」や「児童の権利に関する条約」、「日本看護協会による小児看護領域で特に注意をはらう子どもの権利に必要な看護行為」を紹介し、社会のなかでの子どもの人権を守ることについて考える。
- モヤモヤやと揺らぐ気持ちを感じて子どもの子どもの「なんでボクだけ」という倫理における倫理的問題の場面を提示してほしい。
- 手術の説明が子どもに十分にされていないという事例をとおして、子どもの知る権利や家族と同意することがどのような体験なのか、子ども家族の立場で考えられる機会をつくる。
- 事例「5歳の花子ちゃん」は、たびたび発熱することを繰り返していました。口蓋垂検...についてプテノイド増殖症で、手術のため入院となりました。母親からは今回の入院について「子どもが痛がるのは今回で、痛いことは話していません。寝ている間に終わるから、ずっと私が...いるから」と言われました。花子ちゃんと一緒にお祈りの紙をしているを、「あしたなにするの？」と質問があったり...
- さまざまな職種のチーム（主義外科や耳鼻科医、病棟看護師、手術室看護師、保育士など）との連携を検討し、それぞれの立場の考え方、意思疎通やアプローチ方法、チームとしての方針の一貫性などについても考えられるようにする。

においては、看護倫理の原則や看護職の倫理綱領に触れていました。後期になると「医療倫理」で、医療倫理の変遷と患者の権利、医療倫理の原則を学び、ジョンセンらの4分割を用いて事例検討*3も行っていました。つまり、入学当初から人権や倫理について学ぶ機会が多く、さらに、基礎看護学実習前のオリエンテーションでは、個人情報に関するガイドラインに基づいて、看護学生として倫理的規範を守ることについての説明も受けていました。

　学生は9月に基礎看護学実習Ⅰで、初めて患者を受け持つ体験をしています。そこでは、患者が病と向き合う思いを知り、患者とかかわる際の態度やコミュニケーショの大切さを学ぶとともに、個人情報を守る重要性も実感していたと思います。その経験を踏まえ、今度は基礎看護学実習Ⅱに向けての演習を行っており、個人情報の保護については敏感に行動している様子がありました。

　一方、小児看護学概論の講義中に行ったグループワークでは、程度の差はあれ真剣に取り組む学生の姿が見られました。また、新生児モデル人形を抱いてもらうと反応はよく、子どもへの興味・関心が感じられるクラスでした。しかし、兄弟姉妹のいる学生は多いものの、現在子どもと直接接する機会のある学生は少ないため、健康障害のある子どもの反応や家族の様子をイメージできるように授業を工夫することが必要だと考えました。

■私の「ねがい」

　「学習者の実態」を把握するなかで、倫理についてはすでに複数の科目や実習で学んできたことがわかったので、今回の「子どもの権利と倫理」の授業では、子どもと家族の立場に立って考えてもらえるといいなと思いました。

　小児看護では身体的な苦痛や侵襲を伴う治療や検査・処置により、嫌がったり拒否したりする子どもとそれに心を痛める家族に遭遇することがあります。これまでの小児看護学実習では、子どもと家族の苦痛を目の当たりにしたとき、「辛そうで見ていられなかった」「急に手術になってお母さんのそばにいられなかった」などといった反応をする学生たちもいました。そこで今回の授業では、そういった子どもや家族に向き合い、「子どもと家族の置かれている状況を理解しようと子どもと家族に心を寄せて、子どもの立場に立ってかかわれるようになってほしい」という「ねがい」を考えました。

　また、子どもと家族に心を寄せる一方で、治療や検査・処置を安全に素早く行う必要性もあります。子どもにとって最小限の苦痛だったのか振り返る機会をもってほしいと思い、「ねがい」に「子どもにとって最善のケアだっただろうかと考えられるようになってほしい」を加えました。

さらに、基礎看護学実習Ⅰを終えて健康障害のある対象を受け持ったことや医療倫理で事例検討したことを踏まえ、「子どもと家族とかかわる際に、倫理的感性をもってほしい」「子どもと家族が対象になる小児看護における倫理的問題について考える機会になってほしい」という「ねがい」を挙げました。そして、このような「ねがい」をもとに授業を行うことで、学生には1年次から健康障害のある子どもと家族をイメージし、子どもと家族の気持ちに心を寄せながらかかわれるようになってほしいと思いました。

■「目標」の具体化

　「ねがい」をもとに「目標」を設定しようとしましたが、「子どもにとって最善のケア」とはどういうことなのか、「子どもの権利と倫理」の授業で、学生に何を学んでほしいのかということが自分のなかで曖昧であることに気づきました。そこで、あらためて小児看護の特徴を踏まえ、「子どもの最善の利益を守る」[4,5]ことについて調べ直しました。すると、安全を確保しながら子どもと家族の気持ちを代弁したり支援したりしてかかわること、子どもの人権を守り安楽な方法だったのか、最善の利益を守ることになっていたのかを具体的に事例をとおして考え振り返ることが、大切だと思うようになりました。また、振り返りに偏りがないようにしていくためには、複数で検討していくことが大切であると考えられました。

　そこで、子どもにとって最善のケアだっただろうかと考えられるようになってほしいという「ねがい」も踏まえ、目標の1つ目を「日常の治療、検査・処置のなかに倫理的問題が含まれていることが理解できる」としました。また、その際に、まずは学生に子どもと家族の立場に立てるように、子どもと家族が体験することに思いを寄せてほしいと考え、目標の2つ目を「治療、検査・処置を受ける子どもと家族の気持ちがイメージできる」としました。

　そして、学生は援助者として子どもと家族にかかわり、子どもの健康を守る立場にあることから、倫理的感性が刺激されるような機会となるよう、目標の3つ目を「治療、検査・処置を受ける子どもと家族とかかわる際の、揺らぎやジレンマを感じることができる」としました。

　さらに、今回はロールプレイを取り入れ、事例を検討することで、子どもにとって最善のケアであったかや、子どもと家族の意向を尊重するなど、子どもの人権を守るためにどうするといいのか考えられるように、目標の4つ目として「事例をもとにロールプレイをとおして、子どもと家族の気持ちに寄り添った方法を考えることができる」を挙げました。

■倫理の学習に向けての「教材の研究」

　小児看護においては、健康障害のある子どもと家族へのかかわりが必要です。子どもは認知能力や言語能力が発達途上であるため、治療への理解と協力が得にくい状況があり、嫌がる子どもに対して、安全を確保しながら、気持ちを代弁したり支援したりしてかかわる必要があると考えます。そこで、「教材の研究」では、これまでに行っていた授業内容を見直していきました。

　まず、子どもの権利では、「児童憲章」「児童の権利に関する条約」、日本看護協会による「小児看護領域で特に留意すべき子どもの権利と必要な看護行為」を紹介し、社会のなかで子どもの人権を守ることについて学ぶことは必要だと考えました。

　次に、子どもの気持ちを感じてもらうと同時に、援助者もモヤモヤと揺らぎを感じるような場面を提示して、倫理的感性を刺激するような問いは何かを考えました。そして、心臓病の小学校2年生の子どもが「なんでぼくはびょうきになったの？」*6 という事例を用いることで、病気の子どもの体験と、学生自身がそのような場面に遭遇したときに、自分のなかに起きる動揺に気づき、子どもの人権や倫理について考えていく必要性を感じてもらいたいと思いました。

　さらに、子どもが治療、検査・処置を受ける際のかかわりについて、手術の説明が子どもに十分にされていないという事例をとおして、子どもの知る権利や説明と同意などについて考える機会としようと考えました。子どもの設定は、ことばが話せて処置の協力も期待でき、学生がイメージしやすい年齢と疾患を考え、これまでに私が行った実習指導のなかから、学生が受け持った5歳の口蓋扁桃肥大の子どもを選びました。また、子どもと家族にとって治療（手術）がどのような体験となるのか、子どもと家族の立場で考えられる機会となるように考慮しました。そして、具体的には、「5歳の花子ちゃん。たびたび発熱することを繰り返していました。口蓋扁桃肥大、アデノイド増殖症で、手術のため入院となりました。母親からは今回の入院について『子どもが怖がるといけないと思ったので、手術のことは話していません。寝ている間に終わるし、ずっと私がいるから』と言われました。花子ちゃんと一緒に折り紙をしていると、『あしたなにするの？』と質問がありました」という事例を提示することにしました。ここでは、さまざまな職種のチーム（耳鼻科医や麻酔科医、病棟看護師、手術室看護師、保育士など）との連携を検討し、それぞれの立場の考え方、意思疎通の方法や方針の一貫性など、チーム医療についても考えられるようにしたいと思いました。

■倫理を具体的に考えてもらうための「教授方略」

　前年度までは、小児看護における倫理について講義を行い、事例を提示してグループワークを行い、発表して学びを共有するという流れでした。しかし、実際の発表では、子どもに対する説明の必要性は述べていても、どのようなことばを用いて説明するのか、その反応をどうとらえるかなど具体性に欠けるものでした。そこで、もっと具体的に考えられるように、今回はロールプレイを取り入れ、そのために13回目の講義は30分程度と短くしました。

　また、心臓病の小学校2年生の「なんでぼくはびょうきになったの？」という事例については、隣どうしで話し合い、その後クラスで共有するようにしたいと考えました。さらに、手術の説明が子どもに十分にされていないという事例では、よりリアルに思考できるようにしたいと考えました。

　そして、どちらの事例も提示したあとには、学生それぞれの感情を大切にするために、個人ワークを取り入れ、まず、「あなた自身はどう感じましたか」と学生自身の感情に焦点をあて、次に、「この子どもはどう思っていますか」や「花子ちゃん、お母さん、看護師、医師の立場からはどうでしょうか」について、十分に考えられるような時間をとることにしました。

　14回目の授業では、前回の個人ワークを持ち寄り、グループワークを行うことで、成長発達を考慮した具体的な子どもへのかかわりを考えるように促そうと思いました。また、手術までの経過、術後の痛み、術後の経過や治療内容、食事の制限などを補足説明して、手術を受ける子どもと家族の状況がよりイメージできるようにすることにしました。そして、医師や看護師、保育士など、さまざまな職種の立場でのかかわりも考えてもらえるようにしたいと思いました。さらに、後半のロールプレイでは、1グループ5〜10分程度で事例の場面を想定して、各グループが自由に設定した役割をそれぞれ演じてもらいたいと考えました。また、ロールプレイのあとには、質問するグループを決め、意見交換会になるよう配慮していくことにしました。

■ロールプレイの「学習環境・条件」

　講義室は、教卓の周辺や後ろにロールプレイができるスペースの余裕があります。担任や授業者からの連絡調整や、講義の準備などを行ってくれる週番の学生がいるので、スライドや書画カメラの準備は週番に行ってもらうことにしました。また、基礎看護学実習IIに向けた演習など、他の課題と重複しないように、グループ編成も週番に依頼しました。45名のクラスで、6グループの編成とすると、1グループ7〜8名になりました。

ロールプレイでは、子ども、母親、父親、兄弟姉妹、祖父母、看護師、医師、保育士、解説者などの役割を、各グループで自由に考えてもらうようにしました。そして、ロールプレイで時間がかかるときは、15回目の授業時間も使えるように調整することにしました。

➡️ 授業デザインの過程で大切に考えたこと

今回の「子どもの権利と倫理」の授業デザインに取り組んだ当初、私はどのような事例でどの既習の知識を用いて学生に考えてもらおうかということばかり思案していました。

しかし、「学生が小児看護の倫理的問題について学ぶということはどういうことなの？」と目黒先生から尋ねられたとき、学生に何を学んでほしいと思っているのかが曖昧だった自分に気づきました。そこで、学生にとって小児看護の倫理的問題を学ぶということはどういうことなのかをあらためて考えました。さまざまな文献を調べたり、これまでの実習指導での経験を思い出したりしてみると、安全を確保しながら子どもと家族の気持ちを代弁したり支援したりしてかかわること、そのかかわりが子どもの人権を守り安楽な方法だったのか、最善の利益を守ることになっていたのか振り返ること、そしてその振り返りが、偏ったものの見方とならないように複数で検討していくことを学生に学んでほしいと思うことができました。

このことを踏まえて、「ねがい」や「目標」と「教授方略」などがバラバラにならないように、授業デザインの6つの構成要素を何度も見直しました。そして、学生に具体的に学んでもらうには、小児看護における倫理を考える事例をどのようにしていくのかが大切だと思いました。

そこで、私がこれまでに行った実習指導を振り返ると、学生が受け持った5歳の子どもに、手術の説明がされていないことがわかり、母親に聞くと「子どもに言うことじゃないと思うから」と話され、そのまま手術となってしまったという、はっとした経験が思い出されました。学生は「そういうものなのでしょうか」と戸惑っていましたが、手術後、食事や診察を嫌がる子どもの様子を見ながら、子どもへの説明について学生と一緒に考えていきました。そのときに学生や私が感じたことが、倫理的問題だったと思いました。この経験を事例として提示し、学生に考えてもらうことで、倫理的感性を育むことができるのではないかと考えました。

事例の提示については、はじめは実際の事例のさまざまな情報を盛り込むことで、より現実に近い状況になるのではと考えていました。しかし、目黒

先生や永井先生に相談すると、「入院までの流れや看護師や医師のかかわりまで提示してしまうと、学生が自由な視点で考える機会を妨げてしまうことになるのでは？」と助言をもらい、提示する情報はできるだけシンプルにして、学生が子どもと家族の気持ちに焦点をあてて思いをめぐらすことができるように修正しました。また、子どもの気持ちを感じ、自分自身の揺らぎについても気づけるように、個人ワークを取り入れることも助言を受けて取り入れました。

　一方、前年度までの学生の反応を振り返ると、子どもに対して説明の必要性は理解しても、実際にどのようなことばを用いて子どもに説明をするのか、その反応をどうとらえるかなどについては具体性に欠けていました。その点においても目黒先生からアドバイスを受け、ロールプレイを取り入れることや時間配分を考えていきました。そして、ロールプレイを行うグループに入り、学生とかかわっていくことや、学生の思考が途切れないような時間配分も工夫していこうと考えました。さらに、ロールプレイの発表においては、クラス全体で意見交換ができることも大切にしたいと思いました。

　このように、助言をもらいながら学生に考えてもらう事例を修正し、ロールプレイを取り入れた授業デザインにしました。実際にどのように学生が考えたり取り組んだりしてくれるか、少し不安な気持ちもありましたが、学生との対話が深まるようにしていきたいと思い、授業の日を迎えることになりました。以下では、実際の授業の様子と授業リフレクションで確かめられたことを紹介します。

⟶ 「子どもの権利と倫理」の授業の実際

■13回目の授業の様子

　前にも触れたように「子どもの権利と倫理」の授業は、小児看護学概論の13・14回目にあたります。ですので、13回目の授業の導入では、今までは健康な子どもの理解を図るための学習をしてきましたが、今回と次の授業では、「子どもの権利と倫理」がテーマになることを学生に伝えました。また、事例をもとにグループでロールプレイを行うことを説明しました。学生は「ロールプレイ？」という感じでしたが、グループワークをすることにはうなずいていました。そして、子どもの権利についての講義に入りました。

　学生は前期に人権について学んでいたので、そのことを思い出してもらおうと思いましたが、児童の権利に関する条約はあまり覚えていないような反応でした。そこで、『子どもによる子どものための「子どもの権利条約」』*7

という本を書画カメラで提示し、一部を紹介したり、テキストで「児童憲章」や日本看護協会の「小児看護領域で特に留意すべき子どもの権利と必要な看護行為」について読み合わせをしたり、看護学概論や医療倫理で学んできたことについても確認しました。倫理原則などは覚えている学生もいましたが、メモをとっている学生が多く見られたので、ゆっくり進めていきました。また、説明のなかでは、白血病で治療の選択をする際の合併症や副作用を知る権利、自己免疫疾患の治療をどのように伝えるのかなど、私自身の臨床経験を交えたり、小児病棟で起こりえる採血などの場面での倫理的問題を紹介したりしました。

　次に、小児看護における倫理的問題を考える必要性を感じてほしいと思い、心臓病で入院している小学校2年生の子どもに「なんでぼくはびょうきになったの？」と言われた場面について考えてもらいました。

　ここではまず、個人ワークのプリントを配布し、「あなた自身はどう感じましたか」と「この子どもはどう思っていますか」の2つの問いについて、自分の感情にも焦点をあてながら、子どもがどんな気持ちでいるのかを記述してもらいました。はじめは学生どうし顔を見合わせながら少しざわつきましたが、すぐに真剣に取り組んでいました。

　そして、席が近い学生どうしで5～10分話し合ってもらい、その後、どのような意見が出たのかクラス全体で共有できるように何人か指名すると、「素朴に疑問を感じているかもしれない」「遊べない。学校に行けないことが辛いのだと思う」などの意見が出ました。

　そこで、入院し治療を受けている子どもをよりイメージしてほしいと思い、「〇〇君は、心臓病の症状があって、点滴や酸素などの治療が行われているかもしれない。そうすると〇〇君はどんなふうに思うかな」と学生に投げかけると、少し静まり、「不安なのかもしれない」という意見が聞かれました。また、「難しい」「困るかもしれない」など、自分たちが動揺を感じてしまうという意見も出ました。「そうですよね。とっても難しいよね。それで、自分だったらどうする？」と聞いてみると、「どういう病気なのかわかりやすく説明する」や「神様が〇〇君なら乗り越えられるだろうから…」といった発言がありました。「小学生の〇〇君はどんな病気なのか知りたいのかな。神様と聞いてどんなふうに思うだろうね」とさらに投げかけてみると、「そんなこと聞きたくないかもしれない」「子どもの気持ちをくみ取っていなかったかもしれない」など、その場をやり過ごそうとする考えだったことに気づいた様子だったので、子どもが感じている不安や、子どもとじっくり話をすることの大切さなどを学生と確認していきました。

その後、授業が残り15分くらいになったところで、手術を受ける5歳の花子ちゃんに「あしたなにするの？」と聞かれる事例について、個人ワークのプリントを配布し、「あなた自身はどう感じましたか」と「花子ちゃん、お母さん、看護師、医師の立場からはどうでしょうか」の2つを考えてもらいました。学生はテキストや資料なども見ながら、真剣に取り組んでいました。

　そして、最後の5分で次回の予定を伝え、個人ワークをもとにグループワークをすること、後半はロールプレイを実施してもらうことを説明し、授業を終了しました。

■14回目の授業の様子

　14回目は、予定通りグループワークから始めました。学生は、個人ワークのプリントをもとに、グループで話し合っていましたが、「嘘をつくのはよくないし」「手術のこと言ったら怖がるというお母さんの気持ちもわかるし」「知らないのは不安だろうな」など、どうしたらいいのだろうという揺らぎやジレンマを感じていたようでした。なかには、「どんな手術で、どのぐらい辛いんだろう」などと話しながら、電子辞書で調べたり本を見たりしているグループもあったので、手術の内容と術後の経過について、全体に補足説明をしました。また、「どんなことばを使うと子どもがわかるんだろうね」や「子どもが手術になるとうちのおばあちゃんも心配するな」など、子どもと家族の状況を自分たちの家族と照らし合わせて、イメージしながら話し合う様子も見られました。その後、予定の時間を経過しても、子どもへの説明やいろいろな役割などを話し合っているグループが多かったので、10分延長することにしました。そして、グループで配役や発表の順番などを決めてもらい、ロールプレイができるように準備を促しました。

　1番目のグループは、医師と看護師と母親で話し合い、まずは母親から手術のことを子どもに告げてもらい、その後に医師と看護師で子どもに説明するという場面のロールプレイを実施しました。子どもが怖がらないように手術を伝える工夫として、「お母さんのお友達の子どもも同じ手術をしてよくなったのよ」と母親から話してもらうことで、子どもが安心できるのではないかと考えたり、手術の当日は両親がそろって「パパとママが待っているからね。応援しているよ」や「終わったら○○しようね」と約束したりするなど、両親が応援することを大切にしていました。このグループへの質問は、「お母さんが説明をして、子どもに『どうして、どうして』と聞かれたらどうしますか」というものでした。グループはちょっと困って、「先生に聞いてくるねと答えて、医師や看護師から説明してもらう」という返答をしてい

ました。教員からは、母親の気持ちをきちんと知ろうとしていたこと、手術の説明の仕方を工夫したこと、両親で応援する家族を想定したことなどがよかったことを伝えました。そして、手術の説明はお母さんにお願いするのか、専門職として医療者が説明するのか、これからのグループもみんなでよく考えてほしいことを伝えました。

　2番目のグループは、看護師が、母親が一人でいるところに声をかけ、「どうやって伝えたらいいのかわからなかったんです」という母親の戸惑いや不安を知ったことで、母親と一緒に子どものところに戻り、母親から子どもに説明する場面に同席するという設定でした。母親が「あしたはね、のどのはれているところをお医者さんからよくしてもらおうね」と子どもに話すと、看護師は「あした、お医者さんからのどを見てもらって、お母さんと看護師さんと一緒に違うお部屋にいって…」と説明を加えて、母親を支援する役割をとっていました。このロールプレイに対しては、「なぜ母親から言ってもらったのですか」という質問がありましたが、「看護師に言われるより、まずは母親から聞いたほうが子どもは怖がらないと思って」と答えていて、子どもの気持ちを大切にしつつ母親への支援が考えられていました。このグループには、母親の心情をよく考えて配慮していたこと、医療者からのこれから起ることの説明をきちんと具体的なことばで考えられていたことがよかったと伝えました。

　3番目のグループは、「あしたなにするの？」と聞いてきた子どもに対して、「花子ちゃんは何がしたいの？」と聞き返し、「おえかきしたい」と反応する子どもの様子から始まりました。そして、先輩看護師に相談し、医師にも確認をとり、両親を交えての話し合いの場面で、「病気が治らないと怖いので私からは言えない」という母親の不安がわかり、子どもへの説明は、看護師と一緒に行うことにしようと考えていました。このグループに対しては、「手術の説明はどのようにしますか」という質問があり、「切るとか子どもが怖がるようなことばは使わないで、あした、バイキンさんを先生からよくしてもらおうねとやさしく伝えます」と答えていたので、教員からは、子どもの気持ちを直接聞いてわかろうとしていた姿勢や、子どもや両親の気持ちに配慮した説明の仕方がよく考えられていたと感じたことを伝えました。

　4番目のグループは、子どもに「そうだよね。気になるよね。あとで聞いてくるね」とその場は対応し、看護師役である自分たちは「子どもは興味があったり、知らないところで不安もあったりするから、きちんと伝えてあげたい」という思いを抱いたことを表現しました。そして、母親と相談し、母親の「うまく伝える自信がない」という不安をくみ取り、「看護師が説明を

するので、お母さんも一緒に協力をお願いしたいです」と依頼して、看護師と母親の方向性を一致させたうえで、医師も交えて説明することにしていました。このグループへの質問は、「母親に対して配慮したことは？」というもので、「不安になっているお母さんに負担をかけないように、お母さんの気持ちに共感して看護師から説明したことです」と答えていました。このグループには、子どもの質問にきちんと向き合おうとしていたことや、母親の気持ちを察したうえで医療者から子どもへの説明を積極的に行おうとしていたことがよかったことを伝えました。

　5番目のグループは、まずは母親の気持ちを確認してから、看護師が医師に相談し、医師はどう思っていたのか確認しながら、医師と看護師で子どもに説明するという場面を実施しました。医師がはじめに「せんせいがバイキンをやっつけるから一緒にがんばろうね」と子どもに伝え、次に看護師が「先生がバイキンをやっつけられるように花子ちゃんも一緒にがんばってくれる？」と話すことで、子どもが「いいよ」という場面でした。質問では、「子どもに怖いからやだと言われたらどうしますか」ということに対して、「病棟看護師や医師、手術室看護師、家族などみんなで力を合わせ、お母さんも手術室の入り口まで一緒に行くことで、子どもがお母さんの応援を感じ安心できるようにする」と答えていました。教員からは、医師を巻き込んで子どもに説明してもらっていたこと、子どもが怖がらないようにみんなで応援すること、また母親からの励ましが子どもにとって一番の安心につながると考えられていたことがよかったと伝えました。

　6番目のグループは、母親が「こわがりやさんだから話したくなかったし、伝え方がわからなかった」という気持ちでいると考え、看護師が看護チームのリーダーに相談したり、医師や看護師だけでなく保育士の意見も確認したりして、チームで話し合うことを大事にしていました。また、倫理原則なども踏まえて話し合っていました。そして、手術当日は両親だけでなく祖母も登場し、「花子ちゃんはつよい子だから、おばあちゃんも応援しているからね」と、家族みんなで子どもを励ます様子を伝えていました。

　しかし、6番目のグループの発表が終わったところでチャイムが鳴ってしまったので、質問は次の授業で行うことにしました。

■15回目の授業の様子

　15回目の授業は、土日をはさんで行ったので、記憶はあると思っていましたが、思い出すのに少し時間がかかったため、6番目のグループのロールプレイの様子を教員のほうから説明しました。すると、「お父さんお母さんが

応援団となりましたが、実際にどんなふうにしていましたか」という質問が出て、手術室まで向かう途中で「終わったら、なにして遊びたい？」や「目が覚めたときにはパパもママもいるからね」など、子どもが怖がらないように対応する家族の様子を答えていました。教員からは、母親が子どもを思う気持ちや、父親と祖母などの家族のかかわりを考えていたこと、保育士なども交えたチームで取り組むことや、倫理原則と照らし合わせて話し合いが行われたことがよかったと伝えました。

その後、前回の各グループのロールプレイと質問をとおして、それぞれの立場になってよく考えられていたことや、各グループで工夫したことがわかりやすく表現されていてよかったことを伝えました。そして、子どもにとって最善の利益を考えるとはどういうことだったのか、倫理原則や指針とも照らし合わせてもう一度考えてもらうことにしました。10分程度、近くの学生どうしで話し合ってもらい、その後、個人ワークのプリントに記入してもらうと、「子どもにとって何が一番大事なのか、子どもにとっての最善の利益を考えることが大切だとわかった」や「嫌がる子どもの気持ちを考えると、どんなふうに説明したらいいのか難しかった。しかし、子どもであっても医療を受ける権利も知る権利もあるから、工夫していく必要性を感じた」などの記載が見られ、学生たちはよく考えていたなと感じました。

→ 授業リフレクションで確かめられたこと

今回の授業リフレクションは、同僚の教員にプロンプター（聞き役）[8]になってもらい、「カード構造化法」[9]で行いました（**図3**）。

■印象カードとキーワード

カード構造化法の印象カードは『**学生はよく考えていて、いいこと言っていたな**』でした。

学生のロールプレイの実際を見て、具体的な会話が出ていたり、家族の心情をことばとして表現していたり、医師だけでなく看護チームのリーダーに相談するグループがあるなど、私が思っていた以上によく考えられていたことから、このような印象になりました。1年生であっても、基礎看護学実習Ⅰの経験から医療チームなどの様子を表現していたり、子どもに知らせたくない・上手に伝えられないという母親の心情をよく考えていたりしていたと思いました。また、3番目のグループのように、一度その場を離れ、先輩看護師や医師などに相談しようとしていた学生の様子からは、少し動揺していた

図3　カード構造化法のツリー図と得られたキーワード

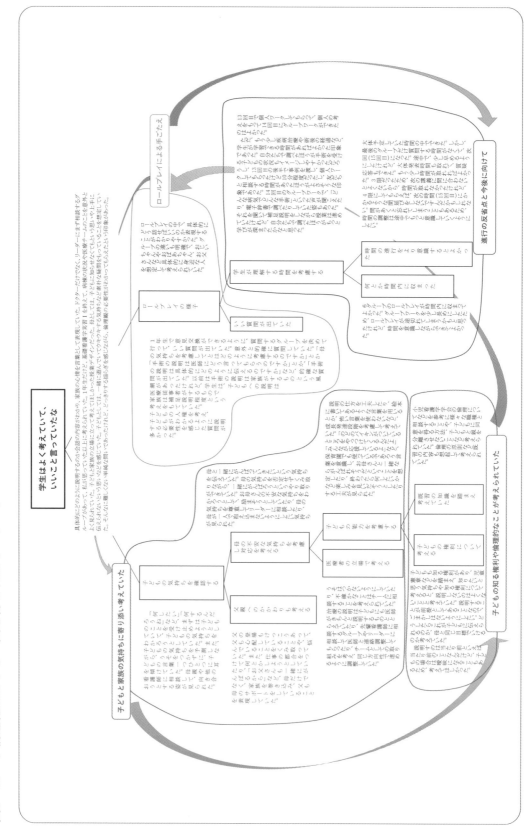

ことが感じ取れました。とはいえ、子どもの思いや知る権利の一方で、家族の思いについても考えをめぐらし、さらに質問をきっかけに、学生は倫理的問題をより深く考えることができたのではないかと感じました。

そして、カード構造化法で得られたキーワードは、「子どもと家族の気持ちに寄り添い考えていた」「子どもの知る権利や倫理的なことが考えられていた」「ロールプレイによる手ごたえ」「進行の反省点と今後に向けて」の4つでした。

「子どもと家族の気持ちに寄り添い考えていた」では、学生は、子どもに対して「何がしたいの?」などと答えており、まずは子どもの気持ちをわかろうとしていました。そして、子どもの気持ちを予測しながら、嘘をつかずに、子どものことば1つひとつに耳を傾けていたと感じていたことが確かめられました。また、絵本に書いてあるようなことばを用いるとか、怖いことばを使わないなど、子どもの成長発達を考慮して説明の仕方を工夫していました。特に「バイキンさんを…」「みんなが応援しているよ」など、ふだんでも使っていそうなことばを意識し、お母さんと一緒ならがんばれそうだという子どもの気持ちを想定して説明が考えられていたことを、うれしく思っていた自分が確かめられました。

そして、どのグループも母親の不安な気持ちを考慮し対応を考えるということもしており、母親と一緒にがんばっていきたいという気持ちを伝えたり、母親の気持ちを否定せず、くみ取りながら励まそうとしたりしていました。さらに、母親の気持ちを尊重して、母親が一人で抱え込まないようなかかわりや、父親へのかかわりも考えられていて、親だけでなく家族を巻き込み、子どもを支えようと考えていた学生の様子も確かめられました。

これらのことから、学生は子どもと家族の気持ちに寄り添ったかかかわりを考えられていたと感じていたことが明らかとなりました。

「子どもの知る権利や倫理的なことが考えられていた」では、学生は「知らないのは子どもだって不安だろうと思う」と感じており、子どもの知りたいと思う気持ちや知る権利について考えると、子どもにも説明していくことが必要だと考えていました。また、どのようにしたら母親と同じ方向性をもって、これから起こることを子どもに伝えられるかを考えていました。そして、医療者の立場で考えることで、子どもには誤魔化したり嘘をつかないようにしていたり、不確かなことは他の職種にも相談したりすることを考えていました。さらに、治療の説明は子どもにも医師がきちんと説明するものと考えていたり、先輩看護師やリーダーに相談して医師と連絡調整したりするなど、チームとしての取り組みを考え、みんなが同じ方向で進めるようにも

調整していました。

こうした子どもと家族に同意を得る方法や、子どもと家族を一体として考えられていた学生の姿から、既習の知識を踏まえて子どもの知る権利や倫理的なことが考えられていたと感じていたことが確かめられました。

「ロールプレイによる手ごたえ」では、学生がロールプレイのなかで具体的にどのように話せばいいのかを考えていましたが、自分たちの身近な人を想定して、子どもと家族へのかかわりがリアルなことばでわかりやすく表現できていたことから、ロールプレイの手ごたえを実感することができました。子どもへの説明にはどのようなことばを選ぶのか、子どもがどんなふうに反応すると思っていたのかなど、グループの考えが伝わってくるものばかりでした。そして、各グループへの質問から、「母親の気持ちを考慮して…」や「医師からの説明…」など、子どもだけでなくさまざまな役割の人にも視点が広がり、倫理的な視点で考えることができたのではないかと感じていたことも明らかとなりました。また、質問をきっかけに、それぞれのグループで検討した内容がさらに伝わり、各グループの考えがクラスで共有できたことでも、ロールプレイの手ごたえを感じていたことが確認できました。

一方、「進行の反省点と今後に向けて」では、もう少し疾病治療や術後の経過などを学習できる時間があればよかったこと、個人ワークの仕方や時間配分、ロールプレイ後のグループとしての振り返りなど、全体の進行についての反省点が挙がりました。グループワークでは、子どもの術後の経過などを考慮できていなかったように感じ、学生たちが疾病や治療を調べる時間を確保し、理解を深めていけるように配慮していく必要性を感じました。

また、ロールプレイの実施と質問のやりとりは順次進んでいきましたが、最後のグループは質問の時間が足りなくなってしまいました。そうしたときには次回に持ち越す予定にしていましたが、途切れることなく授業を進めていくには、ロールプレイにもっと時間をかける授業の構成にしていく必要があると思いました。さらに、ロールプレイを実施してみての感想などは、15回目に個々で振り返ってもらいました。しかし、グループワークのメンバーで振り返ったわけではなかったので、各グループがロールプレイを実施してみての経験や感想なども、それぞれ共有しながら進めていければよかったと思いました。こうしたことから、今後に向けては、さらにグループワークの時間を確保して学生が倫理的問題を考えられる場をつくることや、ロールプレイを実施したあとの振り返りの方法や教員としてのかかわりなどを検討していくことが必要であることが確かめられました。

デザイン・授業リフレクションからの学び

　　　　　権利と倫理」の授業デザインを行うにあたっては、学生
　　　　　を受けているのかを確認しました。すると、これまで
　　　　　　報と、人工呼吸器の取り外しなど生命倫理に関する
　　　　　　、いずれも学生が臨地実習で受け持つような患者
　　　　　　に感じました。

　　　　　倫理的問題については、学生が子どもと向き合
　　　　　　授業デザインでは特に事例を検討していきま
　　　　　ンを行って、学生が「子どもと家族の気持
　　　　　子どもの知る権利など倫理的なことを考えら
　　　　　例は、学生が十分に倫理的問題に向き合うこ
　　　　　ことができました。

　　　　　や永井先生からの助言をいただいて、提示
する　　　　　　り、学生が考えるための事例は、自由にい
ろいろ　　　　　ンプルにすることが大切であったと思え
ました。　　　進め方も、助言をいただいて、個人ワークで考えてか
らグループ　　クに入るなど、学生に考えてもらう時間がとれるような授業
デザインにしましたが、さらに、ロールプレイの振り返りの時間を十分にと
り、学生が考えることを大切にしていくことの必要性を実感しました。

　このように、今回あらためて授業デザインに取り組み、「ねがい」を大切
にしながら授業を行っていくことで、授業リフレクションでは学生が学んで
いる様子をつかむことができました。さらに、授業リフレクションで改善点
を見出すこともできたので、今後に活かしていきたいと思います。

　また、今回は学生が身近に「倫理」を感じ考えられるよう、助言をいただ
きながら、考えるための授業の展開や考えたことを深めるための検討を重ね
てきました。そこでは、学生はどう感じたのかということや、どうしてそう
考えたのかという、学習者の感情や思考を大切にすることの大切さを学ぶこ
とができたと感じています。この授業で学生が考えたことを、今後の小児看
護学援助論や小児看護学実習等につなげ、より深めていくことを意識してい
きたいと考えます。

　これからも、授業デザインと授業リフレクションを続け、学習者の学びを
支援できる授業になるよう努めていきたいと思っています。

（鈴木桂子）

小児看護学

小児看護における倫理を学ぶとは
どのようなことなのか

■学生に考えてもらうためには

　ここでは、鈴木桂子先生に小児看護学概論のなかから「子どもの権利と倫理」に焦点をあてて、授業デザインから実際の授業の実施、授業リフレクションまでの一連の過程を紹介してもらいました。

　前にもお話ししたように、授業のなかで権利や倫理を扱うということは、ともすれば看護師として何が正しい行いであるのかを伝えることに偏りがちで、学生に「こうあるべき」と教条的に倫理が学ばれてしまう可能性があります。しかし、臨床で現実に遭遇する倫理的問題とは、正しいことはわかっていても、そうは簡単にできない、あるいはそうはなっていないような場面にあるのだと思います。そこで大切になってくるのが、このようなときに自分はどう判断し、どのような行動をとるのか、学生に考えてもらうことで、学生自身のなかに倫理観を養っていくことなのです。

　とはいえ、「学生に考えてもらう」には、具体的に何をどのように考えてもらうのか、そもそも学生が考えるとはどのようなことなのかを、あらかじめ教員は十分に考え抜いたうえで授業に臨む必要があります。まさに、そのために行うのが授業デザインだといってもよいでしょう。

■何を考えてもらうのか

　今回の授業デザインには、私も永井睦子先生と一緒にかかわらせてもらったのですが、本稿で述べられているように、授業デザインに取り組んだ当初の鈴木先生は「どのような事例でどの既習の知識を用いて学生に考えてもらおうか」ということばかりを考えていたようです。実際、最初に見せてもらった事例は、入院までの流れや検査・処置、看護師や家族のかかわりなど、たくさんの情報が盛り込まれたものでした。

　たしかに、学生に考えてもらうためには、具体的な事例が大切になるのはわかります。しかし、学生が小児看護の倫理的問題について学ぶとはどのようなことのなのか、教員の側で考えが曖昧なまま、事例としてたくさんの情報を与えるだけでは、学生は何を考えたらよいのか焦点が定まりません。また、考えるためには、手がかりとなる既習の知識や経験が必要になるのも当

然ですが、習ったことを事例にただあてはめるだけでは、学生の考えは広がりの乏しいものになってしまいます。

　こうしたことから、授業デザインにおいて鈴木先生は、さまざまな文献にあたったり、これまでの実習指導での経験を思い起こしたりすることをとおして、倫理的問題に遭遇したときに生じる戸惑いや心の揺らぎ、ジレンマの大切さにも気づくことができました。そして、「子どもと家族の気持ちに寄り添って倫理を考える授業」をめざしていきたいと思えたことで、学生に考えてもらう事例も見違えるようにシンプルなものへとつくり変えることができました。

　授業を終えて鈴木先生は「今回の事例は、学生が十分に倫理的問題に向き合うことができるものであった」と振り返っていますが、そう思うことができるような学生の姿に出会えたのも、事例をシンプルにしたことで、学生が自由な発想で考えることが可能になったことが大きいと思います。それは、学生が子どもや母親の気持ちに思いを馳せ、ジレンマを感じつつも、手術の内容や術後の経過を調べ始めたり、子どもと家族の状況を自分たちの家族と照らし合わせてイメージしたりしながら、どのようにかかわったらよいのかを真剣に考えている様子からもうかがい知ることができるでしょう。

■どのように考えてもらうのか

　しかし、事例をシンプルにして提示するだけで、このような学生の姿に出会えるわけではありません。事例をどのように考えてもらうのかということについても、教員は十分に考えておくことが大切です。

　よくありがちな授業では、事例を提示したら、あとはグループで話し合ってもらい、最後に発表・質疑応答・教員からのまとめという流れをしばしば目にしますが、当初の鈴木先生もそのような授業の流れを考えているようでした。「学習者の実態」にもよるので一概にはいえませんが、私が危惧したのは、いきなりグループワークにしてしまって、学生は自分なりの考えをもてるのかということでした。まして倫理的問題に遭遇して、看護者として自分自身のなかに起きる戸惑いや心の揺らぎ、ジレンマを大切にするのであれば、なおのことグループワークにはもっと慎重であってよいのではないかと思えました。そこで提案させてもらったのが、グループワークに入る前に行う「個人ワーク」です。

　また、グループワークのあとに予定されていた発表も気がかりでした。各グループの発表内容にヴァリエーションがあまりなかった場合、すべてのグループに順番に発表してもらう意味がどこまであるのか。自分たちの発表で

精一杯の学生が他のグループの発表内容にどこまで関心をもつことができるのか。果して、積極的な質疑応答は期待できるのかなど、これまで数多く目にしてきた形式的な発表会だけは避けてもらえたらと思いました。

とはいえ、こうした点については鈴木先生も心配だったようで、先生自身も「前年度までの学生の反応を振り返ると、子どもに対して説明の必要性は理解しても、実際にどのようなことばを用いて子どもに説明をするのか、その反応をどうとらえるかなどについては具体性に欠けていました」と述べています。そこで、もう1つ提案させてもらったのが、発表を「ロールプレイ」に変えることです。あわせて、学生の経験を大切にするために、ロールプレイの次の授業（15回目）も柔軟に使えるような時間配分についても提案させていただきました。

鈴木先生にとっては、こうした私たちからの提案はチャレンジだったのではないかと思います。けれども今回の試みは、「家族の心情をことばとして表現していたり、医師だけでなく看護チームのリーダーに相談するグループがあるなど、私が思っていた以上によく考えられていた」と述べられているように、学生はもちろんですが、鈴木先生にとっても「ロールプレイによる手ごたえ」を実感するかけがえのない経験になったことはいうまでもないでしょう。

■学生の経験を大切にするということ

その一方で、今回の試みでは、学生が行ったロールプレイの経験の振り返りやグループでの共有がなかったり、それぞれのロールプレイに対して教員が価値づけをしていたりするなど、気になるところもありました。

しかし、この点についても鈴木先生は「実施してみての経験や感想なども、それぞれ共有しながら進めていければよかった」と振り返っていて、「教員としてのかかわり」の必要性に気づくことができていました。今回の学生の経験を今後の2年生、3年生の学びへとつなげていくことは、教員にとってとても大切なことだといえるでしょう。

鈴木先生には臨床に移っても、ここで学生と追究した倫理の考え方を活かしていってもらえたらと思います。

（目黒　悟）

"学生が子どもと家族に寄り添えるような小児看護学の授業をめざして"

　本稿で紹介した授業は、1年次の「子どもの権利と倫理」についてでしたが、授業デザインの段階で、どのような事例を提示するかばかりを悩んでいた私に、目黒先生が「子どもの倫理について考えるとはどういうことなのか」と問いかけてくださり、はっとしたことを今でも覚えています。おかげで、子どもと家族の思いに心を寄せて、子どもにとっての最善の利益となるような看護師としてのかかわりを考える授業デザインにしていくことができました。また、授業リフレクションをとおして、学生の様子をていねいに確かめることができ、その後の授業にもつなげていくことができたと思っています。

　現在の私は病院に異動となり、産科病棟に所属しているため、授業を行う機会はありませんが、臨床現場でさまざまな倫理的問題と向き合っています。早産で入院されている妊婦さんも多く、子どもの命とお母さんをどのように守っていくのか、日々考えることがあります。また、急性期の病院なので、毎日のように緊急事態が発生したりしますが、妊産褥婦さんに対して、誠実であることを心がけ、曖昧なことを曖昧にしておくのではなく、すぐに他のスタッフに相談して、保健医療福祉チームの一員として取り組めるようにしています。これからも、授業リフレクションで培った"動きながら考え、次の実践に活かしていくこと"を繰り返して、日々の看護に取り組んでいきたいと思っています。

（鈴木桂子）

引用・参考文献

★1 目黒悟：看護教育を創る授業デザイン；教えることの基本となるもの，メヂカルフレンド社，2011.

★2 目黒悟，永井睦子：看護の学びを支える授業デザインワークブック；実りある院内研修・臨地実習・講義・演習に向けて，メヂカルフレンド社，2013.

★3 宮坂道夫：医療倫理学の方法；原則・ナラティヴ・手順，第3版，2016.

★4 筒井真優美：子どもと家族が置かれている状況と最善の利益を守るかかわり，小児看護学，第8版，日総研出版，2016，p.10-36.

★5 宮坂道夫：医療現場における倫理とは．総特集・重症心身障害児（者）の看護倫理実践事例から考える，小児看護，42（5），2019，p.522-530.

★6 奈良間美穂：看護基礎教育のなかでの看護倫理，小児看護，35（8），2012，p.958-962.

★7 小口尚子：子どもによる子どものための「子どもの権利条約」，小学館，1995.

★8 目黒悟：看護教育を拓く授業リフレクション；教える人の学びと成長，メヂカルフレンド社，2010，p.62-67.

★9 前掲書★8，p.24-35.

母性看護学

「看護師」を育てる
母性看護学の授業とは

　母性看護学の授業というと、気になることが2つあります。1つは、マニアックな内容に走りがちな授業が少なくないということです。担当する教員が助産師であることが多いのも、その一因かもしれません。たとえば、妊娠・分娩・産褥といった一連の経過を学ぶ授業で、微に入り細に入り、異常を教えている教員の姿に出会うと、「あれ？　これは助産師教育課程の授業だったのかな？」と感じてしまいます。学生は助産師ではなく看護師になるのですから、正常がきちんとわかればよいと思うのですが、これでもかといわんばかりに異常を見せつけられてしまっては、いくら「母性看護の対象は病気ではない」と言われても、学生は恐怖心を植え付けられてしまうのではないでしょうか。

　もう1つは、これとは逆に、学生に女子が多いことからか、将来、経験することになるかもしれない妊娠・分娩・産褥とからめて、学習内容を自分自身のからだへの関心と結びつけて、より身近なものに感じてもらおうと学生にはたらきかける授業です。ところが、そもそも学生はお母さんになるために看護学校に通っているわけではありませんから、そうした学習内容を自分にとってはまだ先のこととして、むしろ身近に感じられない学生もいることでしょう。

　つまり、母性看護学の授業が陥りがちな問題は、学生にとって看護師の立ち位置がわかりにくいところにあるのだと思います。このような問題に示唆を与えてくれるのが、ここで紹介する母性看護学の授業デザイン・授業リフレクションです。

目黒　悟

看護師として援助する意義を感じ考える授業のために

今回、授業デザイン[*1,2]を行った授業は、3年課程2年次の母性看護学援助論Ⅰ-2、1単位30時間の第10回「分娩期の援助」になります（**表**）。

母性看護学援助論Ⅰ-2は、第1〜8回の母性看護における看護過程を学んだあと、第9〜15回では、妊娠期、分娩期、新生児期、産褥期に必要な援助技術について、これまでの学習と統合しながら具体的な援助を演習していく授業です。第9回では、妊娠期に必要な援助技術として、妊婦健診の場面を想定した演習を行いました。そして、今回の「分娩期の援助」の事前学習として、授業の終わりにAさんの分娩のビデオを見てもらい、「Aさんに看護師として援助したいこと」を分娩各期に分けてレポートを書いてもらいました。この事前学習をとおして、学生はテキストなどを参考に分娩期の援助を復習することができたのではないかと思っています。

私が「分娩期の援助」の授業で授業デザインに取り組もうと思った理由は、多くの学生がまだ経験したことがない分娩ですが、産婦とその家族にとって

表 母性看護学援助論Ⅰ-2のシラバス

回	授業内容	具体的な援助技術
1〜8	看護過程	母性看護における看護過程
9	妊娠期の援助	レオポルド触診法、子宮底長・腹囲測定、胎児心音聴取など
10	分娩期の援助	分娩時の呼吸法・弛緩法の指導、体位の工夫、リラックスなど
11	新生児期の援助	新生児のバイタルサイン測定、抱っこ、おむつ交換など
12・13	新生児の沐浴	新生児の沐浴演習（全員が体験）
14・15	産褥期の援助	褥婦の進行性変化および退行性変化の観察、産褥体操など
	筆記テスト	

はとても大切な命の誕生の場面であり、看護師として援助することの意義を学生に感じ考えてほしいと思ったからです。また、第1～8回の看護過程の授業では、学生は「答えがほしい」と自分で考えるよりも教員に正解を求めてくることが多く、母性看護と向き合うことができていないなと感じることがありました。そのような学生が、母性看護について考え、看護師として援助することの意義を自らの力で学んでいく経験をしてほしいと思い、授業デザインをしようと考えました（**図1**）。

➡️ 「分娩期の援助」の授業デザイン

■「学習者の実態」を把握する

　今回の授業を行うにあたって、特に考えたのは、学生がこれまでに学習してきた母性看護の知識を大切にしたいということでした。学生は1年次に母性看護学概論で対象理解や関連する理論、法的な制度や支援、母性看護学援助論I-1で周産期の正常な経過を学びました。また、2年次前期にこの母性看護学援助論I-2で、ウェルネス思考での看護過程の展開を学んできました。今後は、母性看護学援助論IIで周産期の異常を学ぶ予定です。

　このように学習の範囲は広がっていきますが、20歳前後の学生たちにとっては、妊産褥婦や新生児に接する機会があまりないので、これまでに学んだ知識を使うことも少なく、せっかく学習しても忘れてしまう状況が考えられました。ですから、今回の演習をとおして、母性看護学で学んだ知識を活用し、看護する経験から知識をもつことの意義を実感してほしいと考えました。

　また、学生は、教員に答えを求める傾向が強いと感じていたので、この演習では、学習したことを使って学ぶということを経験し、自分たちの知識に自信をもてる機会になればよいと思いました。

　学生は、男子4名（うち社会人2名）、女子36名（うち社会人・大卒7名）の計40名です。子どもがいる学生が2名いましたが、自分の出産の経験を語らない様子がありました。

　クラス全体としては、Aさんの分娩のビデオを真剣に見る様子があり、母性看護にまったく興味・関心がないわけではないことがうかがえました。こうした状況や、分娩というとてもデリケートな援助の演習になることから、男子のグループと女子のグループに分け、同性どうしで気兼ねなく十分な意見交換ができるように配慮しました。

図1　6つの構成要素による授業デザイン

2年生　母性看護学援助論 I-2　分娩期の援助

―― 教授方法 ――

- 何よりも、臨場感を大切にしてヘッドをつくる。教材の工夫をする。
- 子宮に見立ててTシャツを作成。子宮口の開大と新生児の娩出を擬似体験する。（援助の根拠に、事前学習を活かし感じに考え、学生に感じてもらう）
- 学生さんで学んだ知識を活用して演習にするためにグループの中心となって、レポートの内容を参考にしてグループで援助を考えてもらう。
- 第I期から第IV期までの分娩が、思い切って今回は分娩助第I期とII期に絞って演習しても、1つひとつをじっくり学ぶことができるための時間的ゆとりをつくる。
- リーダーが時間管理や話し合いでグループの中心となって進める。
- 演習で使用する物品は一か所にまとめて用意し、学生に選んで進める。
- 進行役を学生に委ねるため、演習時間の大枠の流れを模造紙に貼り共通認識できるようにする。
- すべての役割を一人が行うことよりも、1つの役割を担ってもらう。
- 演習の終わりに、演習で経験したことと既習学習を統合する時間を設ける。
- 夫と看護師の援助の違いは何か？という発問を用意し、学生に看護師として援助する意義を考えてもらう。

―― 学習環境・条件 ――

- 基礎看護実習室：ベッド 6個（学生の人数分）
【レイアウト】

- 隊形が見やすいように配置（教員が見守りやすいようにする）
- 1グループ4名の学生に1ベッド用意し、演習を行う。テニスボール・ゴルフボール→産褥緩和のマッサージに使用、分娩モデル人形 10体、患者用ジャマ、マイク
- 新生児人形10体、患者用ジャマ、マイク
- 教員 2名がサポートで巡回する。

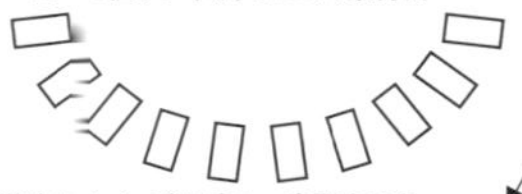

【枠に組を通し、開閉して子宮口に見立てる】

―― 目標 ――

- 擬似的な分娩の経験から、産婦やその家族の気持ちを感じることができる。
- 看護師としてかかわることと、家族としてかかわることの違いを感じることができる。
- 知識を使った援助の工夫ができ、言われたことよりも自分の力で考えていく楽しさを感じることができる。
- 看護師というプロとして分娩にかかわることの意義を感じることができる。
- チームで学ぶことの楽しさを感じることができる。

―― ねがい ――

- 出産の場面において助産師でも家族でもない、看護師という立場を分かってほしい。
- 分娩の擬似的な経験をとおして、出産の生命誕生の神秘に向き合いながら、学生が看護師として援助することのすばらしさを感じてほしい。
- 看護師としてプロとして分娩の援助をすることの意義を感じてほしい。
- 学生が産婦の擬似的な経験をすることで、出産の大変さや喜びと出産時の産婦の気持ちに気づき、その状況に合わせた援助を考えることで、自分たちのもっている知識の豊かさや無限の可能性に気づき、看護援助の重要性に気づいてほしい。
- 自分たちの自由な発想で援助を工夫して実践してみることで、看護の豊かさや無限の力を理解し、その実現に向けてほしい。

―― 学習者の実態 ――

- 3年課程の2年生 40名（平均年齢21.875歳）
- 男子 4名（うち社会人2名）
- 女子 36名（うち社会人・大卒 7名）助産師志望者：2名
- 出産経験あり：2名（自分の経験は語りたがらない）
- これまでの学習の状況：1年次：女性生殖論、母性看護学概論、母性看護学援助論 I-1（周産期の正常期）
- 2年次：母性看護過程と看護技術…本時》
- 《今後の学習予定》2年次：母性看護学援助論 II（周産期の異常編）
- 《クラスの状況》教員：母性看護学援助論 II（看護過程と看護技術…本時》
- 授業に対する姿勢》赤ちゃん人形や女性に傾きがち、1人の意見に偏りがちである。母性について予想像がつかない様子。周産期に関する基本的な知識の習得やテストは、半分以下の回答率であった。興味・関心がもてないところに、母性の意図が与えるところに、向き合えない状況にある。

―― 教材の研究 ――

分娩期の援助

①分娩期の特徴
（I期：開口期、II期：娩出期、III期：後産期、IV期：分娩後2時間）

②分娩の3要素（娩出力・産道・娩出物）が分娩経過の決め手となる。
※これら3要素が演習での経過の統合が必要である。

分娩期の援助
①娩出力の調整→呼吸法の指導
②産道の頭頚の伸展→地縮、排泄の促し
　胎児の頭頚の経過→深呼吸の促し
③娩児の頭頚の経過→深呼吸の促し
　・休息をとる→産婦の疲労防止、産道の開大
　・食べる：エネルギーの補給
　・排泄する：産道の疲労防止
　それを減らす必要がある。
③分娩期であっても、産婦は人間としての基本的なニーズをもち続けるので、
④出産が産婦や家族にとって満足させて良い経験となるために、母子を含む家族の希望を理解し受け止め、その実現に向けてかかわる。

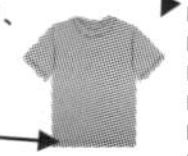

■私の「ねがい」

　これまでの母性看護学実習では、学生から「分娩が大変なのはわかったけど、どうしていいかわからず何もできなかった」とか、「出産の場面において助産師でも家族でもない、看護師という立場がわからない」などのことばを耳にすることがありました。その一方で、「学生さんがいてくれて心強かった」と産婦から伝えられ、自分が行った援助の意味を実感できる学生の姿も目にしてきました。そこで、今回の授業では、まず「出産の場面において助産師でもない家族でもない、看護師という立場をわかってほしい」と「分娩の擬似的な経験をとおして、出産時の生命誕生の神秘に向き合いながら、学生が看護師として援助することの意義を考え、その場でかかわることのすばらしさを感じてほしい」の2つを「ねがい」に挙げました。産婦にとっては家族の応援も大事ですが、分娩経過の知識がある看護師がそばにいて分娩の経過に合わせた援助をしていくことも重要です。ですので、3つ目に「看護師としてプロとして分娩の援助をすることの意義を感じてほしい」を加えることにしました。

　また、これまでの学生の様子からは、学習した知識を用いて、「何を」「どのように」結びつけたり統合したりしていいのかわからずに、「答えがほしい」という状況になっていると考えました。そこで、「ねがい」の4つ目を「学生が産婦の擬似的な経験をとおして、出産の大変さや喜びなど出産時の産婦の気持ちを感じ、その状況に合わせた援助を考えることで、自分たちのもっている知識の重要性に気づいてほしい」としました。そして、「自分たちの自由な発想で援助を工夫していくことで、看護の豊かさや無限の可能性に気づき、実践してみることで、看護師が持つ力を実感し、自信につなげてほしい」と思いました。

■「目標」を具体的に考える

　こうして明らかになった私の「ねがい」を踏まえて、次に「目標」を具体的に考えていきました。

　そして、「擬似的な分娩の経験から、産婦やその家族の気持ちを感じることができる」という目標を挙げました。産婦が感じた分娩に対する不安や家族だからこそ感じる焦りや苛立ちが感じられれば、援助に個別性が入るのではないかと考えました。実際に経験のない出産の喜びは、イメージの世界ですが、擬似的な経験をとおして感じていくことが、看護師として援助する立場になる学生には、とても重要になると思いました。

また、「看護師としてかかわることと、家族としてかかわることの違いを感じることができる」ことも目標としました。そして、看護師だからこそ「知識を使った援助の工夫ができ、言われたことを作業的に行うこととは違う看護を、自分たちの力で考えていく楽しさを感じることができる」や「看護師というプロとして分娩にかかわることの意義を感じることができる」も目標に挙げることで、看護師としての責任感ややりがいにつながっていけばいいと思いました。

　さらに、学生はこれから医療の現場でチームの一員として働く人材に育っていく過程にある人たちです。チームで自分たちの知識を使って楽しく学んでいけたという実感がもてる演習は、きっと学生にとっても自信につながる経験になるだろうと思いました。そこで、「チームで学ぶことの楽しさを感じることができる」こともこの授業の目標とすることにしました。

■「教材の研究」を深める

　学生は分娩期の援助を考えるための知識として、これまでに分娩各期の特徴と分娩の3要素、つまり娩出力・産道・娩出物が分娩経過の決め手となることを学んでいます。これらの知識と演習での経験が統合できる授業にしていきたいと考え、「教材の研究」を進めました。

　たとえば、呼吸法の指導をすることで安楽な分娩になることは、娩出力の調整に結びつきます。また、弛緩法の声かけを行ったり排泄を促したりすることは、産道の順調な開大につながります。さらに、胎児の健康状態が保たれるよう深呼吸を促すなどの援助を行うことは、娩出物としての胎児の順調な経過につながります。つまり、学生が学んできた知識が根拠となり、安全で安楽な分娩の進行につながる援助ができるのです。これらのことに演習をとおして気づいてほしいと考えました。

　一方、分娩期であっても、産婦は人間としての基本的なニードをもち続けます。たとえば、食物を摂取して栄養を摂らなければ娩出力に欠かせないエネルギーの補給ができません。また、陣痛の間欠期に休息をとらないと産婦が疲労し、陣痛が微弱になるので産道の開大が遅れてしまいます。さらに、長時間排泄をしないままでいると膀胱や直腸に排泄物が貯留し、産道の妨げになります。つまり、休息をとる・食べる・排泄するといった基本的欲求を充足することは分娩時でも極めて重要であり、それらを満たすことが大切な看護になるのです。このことも、知識を統合して学んでほしいと考えました。

　もう1つ大切なことは、分娩は産婦と新生児、そして母子を取り巻く家族を大きく変えるできごとです。出産が産婦や家族にとって幸せで満足のいく

経験になってほしいと考えます。そのためには、母子を含む家族の希望を理解し受け止め、その実現に向けてかかわることも看護師の重要な役割だと思います。看護師として、人として母性看護の対象の気持ちを受け止めかかわることで、学生も人間としての成長につながるのではないかと考えました。

■演習の「学習環境・条件」

今回は、分娩期の援助技術を経験する演習が中心の授業なので、実習室でベッドのレイアウトを通常とは変えて行うことにしました。具体的には1グループ4名の学生に1ベッドを準備し、10台のベッドを教員から見やすいように扇状に配置しました。

また、新生児人形、子宮に見立てたTシャツ、患者用パジャマで産婦役を設定できる準備をしたり、分娩の援助に必要な枕やうちわなど、各グループで自由に使えるように準備をしたりすることにしました。さらに、テキストに記載されている物品だけではなく、実習施設の病棟で産痛緩和のマッサージなどに使用しているテニスボールやゴルフボール、鏡なども置いてみることにしました。それ以外にも吸飲みやタオル、バスタオルなど、実習室にあるものは自由に使ってもらうことにしました。

そして、演習中、学生が疑問に思ったことに答えられるように、2名の教員に演習のサポートに入ってもらうよう協力を依頼しました。

■「教授方略」の工夫

「教授方略」では、何よりも臨場感を大切にしたいと考えました。臨場感が学生の出産に対する感情表出を促すと考えたからです。たとえば、子宮に見立てたTシャツは、子宮口の開大を意識できるようTシャツの裾にひもを通し袋状にしたものを首にかけて、そのなかに新生児人形を入れて、子宮口の開大と新生児の娩出を擬似的に経験できるように工夫しました。分娩第I期、第II期と言われても学生はピンときませんが、Tシャツの裾を子宮口のように閉じたり開いたりして、臨場感のある分娩期の状況をつくれば、出産を感じてもらえるのではないかと考えたからです。そして、分娩第II期で子宮口が全開となれば、新生児を娩出するために怒責をかけてもよいという援助の根拠も、裾の開閉で学生が感じ考えられるようにしたいと思いました。

また、学生が学んできた知識を使った演習にしたかったので、事前学習で各自が書いたレポートの内容も参考にして、グループで援助を考えてもらうようにしました。

なお、分娩は第I期から第IV期までですが、思い切って今回は、分娩第I

期と第Ⅱ期に絞って演習をすることにしました。一番大変な分娩第Ⅰ期と第Ⅱ期を演習で学べば、学生が残りの第Ⅲ期と第Ⅳ期は学びたくなり、学習できると考えたからです。また、演習での擬似的な経験の内容を絞って行うことで、時間的にゆとりが生まれ、1つひとつの援助をグループで考えながらじっくりと学ぶことができると考えました。

　グループ編成については、すでに述べたように、今回の演習では男女別、1グループ4名とし、グループ内で順番にリーダーを経験してもらうことにしました。リーダーには、時間管理や話し合いなどで、グループの中心となって演習を進めてもらいます。これまでの演習は、学生全員が産婦役・夫役・看護師役・観察者など、すべての役割を経験できることをめざして、細かく区切ったタイムテーブルを作っていました。しかし、タイムテーブル通りに演習を進めるためには、時間がくると教員が声をかけて、演習の途中でも役割を交代してもらわなければならず、それが原因でざわつく時間が長くなっていました。これではかえって演習時間を短くすることになりかねないので、演習時間の大枠の流れを模造紙で貼り出し、細かい進行を学生に委ねようと考えました。また、すべての役割をするよりも、1つの役割をとおして感じ考えることを大切にしました。自分が演習で行った役割からでも、別の役割を感じることができると考えたからです。

　そして、授業の終わりには、演習で経験したことと既習学習を統合する時間を設けました。そこでは、「夫と看護師の援助の違いは何か？」という発問を用意し、学生に看護師として援助する意義を考えてもらうことにしました。きっと学生は演習で経験したことからこの発問について考えてくれるだろうと期待が膨らむ一方で、まったく意見が出なかったらどうしようという不安もありました。「教授方略」を考えるなかでは、そうしたことも含めて私が授業デザインした授業を、学生がどのように感じ考えて反応するのか、いろいろな展開を予測することができました。

⟶ 授業デザインをとおして私が気づいたこと

　このように、6つの構成要素による授業デザインをとおして、「ねがい」や「目標」が明らかになり、学生にどのようなことを学んでほしいのか、具体的な演習の形が浮かび上がってきました。これまで「すべてのことを経験してもらわなければならない」という考えに基づいて組み立てていた演習からは、まったく逆のスタイルになったことに、正直、私自身が驚きました。分娩第Ⅰ期と第Ⅱ期だけに絞り、演習方法や演習の時間管理・運営を学生に

任せるという発想は、6つの構成要素で「学習者の実態」を考え、「ねがい」を大事にしたからこそ出てきたものだと思います。特に「自分たちの自由な発想で援助を工夫していくことで、…中略… 看護師が持つ力を実感し、自信につなげてほしい」いう「ねがい」から、1つのことをじっくりと経験する「教授方略」が生まれたと考えます。

また、分娩第Ⅰ期と第Ⅱ期は、子宮口の開大という目で確認することができない情報をキャッチしなければならないところに、学生が学ぶ難しさがあると感じます。それが、Tシャツで子宮を作るという工夫につながりました。目に見える子宮を作ったことで、学生が学びやすい環境を設定することができたと考えます。

さらに、授業デザインをしていくなかでは、さまざまなアイデアが浮かんできました。それに対し、学生がどんな反応をするのか考えている私自身がいました。今までの「これを教えなければならない」「これをやらなければいけない」という縛りから徐々に解放され、ずいぶんと自由な発想を取り入れた授業デザインになったと感じています。盛りだくさんの授業内容がこなせないのは私の力不足だと思い込んでいましたが、今回は自分の発想のおもしろさにも気づけて、それを大切にした授業をしていきたいといった気持ちになりました。

6つの構成要素による授業デザインを行ったことで、「学習者の実態」を把握し、その実態に応じた「教授方略」の工夫をすることの大切さを実感しましたが、それ以上に、授業者である私自身が授業について考えていることを明確にできたことも大きな収穫であったと感じています。

以下では、この授業の実際の様子と授業リフレクションで確かめられたことを紹介したいと思います。

➡ 「分娩期の援助」の授業の実際

■授業の導入

授業の導入では、学生が前回の授業のなかで見た出産のビデオから、自分が行いたいと考えた援助の内容をクラス全体で共有しました。

まず、分娩第Ⅰ期では、学生が書いてきたレポートの内容から「体位の工夫をしたい」「呼吸法を一緒にやりたい」などが出されました。また、分娩第Ⅱ期では、学生から「いきむときの呼吸法」「汗を拭く」「うちわであおぐ」といった意見が出ました。

次に、演習を進めていく方法や内容を説明しました。演習では、各グルー

プで分娩第Ⅰ期と第Ⅱ期の援助を行うこと、演習の時間管理はグループで行うこと、必ずしもメンバー全員が産婦役・夫役・看護師役・観察者のすべてをやらなくてよいが、グループでそれぞれが経験したことでの気づきを記録するように伝えました。また、グループのリーダーには、自分だけが演習を進める役割になって大変だと感じないように、演習の準備ができたか、グループメンバーは進め方が理解できたかなどの確認を依頼しました。こうした配慮もあって、みんな笑顔で演習の準備に取り組むことができました。

　さらに、この演習のために工夫して作ったTシャツの子宮については、使い方が学生に伝わるか不安だったので、サポートに入ってくれた教員にモデルになってもらい説明することにしました。Tシャツの子宮をその教員の首にかけてみせると、学生がぐっと授業に引き込まれた感じを受けました。そして、急に集中してわかった表情になり、うなずきながら説明を聞いて、産婦役の準備もスムーズにできました。

■演習中の様子

　演習に入る直前には、グループで打ち合わせをする時間を設けました。どういう順番で演習するのか、またどういった方法で分娩時の産痛を緩和したり、呼吸法やリラックス法、体位の工夫をしたりするのかなど、グループで考え相談してから演習を始めました。

　はじめのうちは産婦役を演じる学生の照れくささが感じられましたが、しだいに各グループで演習にのめり込んでいき、看護師役は分娩の進行状況を産婦役と夫役に伝えたり、安楽な体位を考えたりするなどの援助を行っていました。また、夫役は「まだですか？」と看護師役に聞いたり、産婦役に「がんばれ」「大丈夫だよ」などと声をかけたりしていました。

　分娩第Ⅰ期では、看護師役が産痛緩和の援助として、テニスボールを「この辺がいいのかな？」「それともここ？」と産婦役の腰のあたりで押してみたり、コロコロ転がしてみたり、どちらがしっくりくるのか尋ねていました。さらに、分娩第Ⅱ期では、がんばっていきむ産婦役に対して、看護師役の学生が鏡を用いて「これくらい赤ちゃんが見えてきましたよ」と励まし、「がんばります」と答える産婦役の姿も見られました。

　一方、分娩の体位の工夫については、援助の内容をクラス全体で共有した際には、具体的ではなかったのですが、産婦役の体位をファーラー位にして、「このくらい上げればいいですか？」と声をかけ、いきみやすい角度の確認まで行っているグループがあり、すごいな、がんばっているなと感じました。

　今回は男女別で演習をしてもらいましたが、男子4名のグループは、まじめに取り組めるか不安がありました。そこで、男子グループの様子を見ていると、夫役が「妻はコーラが好きなのですが、飲ませてあげていいですか？」と看護師役に質問している場面がありました。看護師役にどう考えているのか聞くと、「分娩時に勝手なものをあげてもいいのか…」と話してくれたので、産婦の希望を聞くことも、出産をがんばってもらうためには必要だということを話すと、安心した顔で「コーラを飲んでも大丈夫ですよ」と伝えていました。また、別の男子学生からは「ゴルフボールの使い方がわからない」と質問されたので、肛門圧迫のときに使うことを伝えると、本当に目を丸くしていました。このように、男子学生も素直に真剣に取り組んでいたことに驚きました。

　こうして、どのグループも演習に集中してきた頃、私は自分が担当していたグループ以外の様子も気になり、実習室全体を見て回ることにしました。すると、陣痛発作に合わせていきみをかけ、児を娩出しようとしているグループが目に止まりました。産婦役の顎は上がり背中が反り返っています。私は思わず、「それで力がうまく入って、赤ちゃんは産まれるかな？」と声をかけました。そして、産婦役の頭から肩にかけて枕ごと支え、「顎は引いて、口を閉じて、目を開けてみて」「背中は、赤ちゃんが通りやすいようにまっすぐにしてみて」と伝えました。産婦役の学生が態勢を整えてもう一度いきむと、分娩時の産婦にぐっと近づきました。「そうだね。こうすれば力が出せるね」と伝えると、「本当だ。このほうが力が入りやすい」と納得の表情を浮かべていました。

　全体を見て回ると、どのグループも無事に赤ちゃんが生まれたことをみんなで喜び合っていました。看護師役から赤ちゃんを見せてもらったり、抱っこさせてもらったりする産婦役がとてもうれしそうでした。

　これまでは、演習の途中でも予定時間に合わせて教員のほうから交代の合図を出していたので、そのたびにざわついていましたが、今回はそれぞれのグループが、本当に分娩をしているかのように、集中して演習を進めていました。また、演習の進め方を指示してほしいというグループもなく、終了時間が近づくと、学生は自分たちで使用した物品の片づけまで済ませて、集合できていました。

■演習のまとめ

　各グループで分娩期の援助を体験したあとは、演習での気づきを記録してもらい、クラス全体で共有をしました。学生は「赤ちゃんが無事に生まれて

うれしかった」「夫として心配だったが、看護師がいてくれて安心した」「呼吸法をみんなでしてくれたのでできた」「人形の赤ちゃんでもおなかの上にのっていると重みがあった」など、それぞれの視点で感じたことを率直に話してくれました。

そして、学生からの気づきを聞き終えたあと、私から「夫と看護師の援助の違いは何か？」という発問をしました。

ところが、すぐには答えられないようだったので、周りの人と話をしてもらう時間をとりました。すると「やっぱり根拠だよね」と、すっきりと引きしまった表情で話している学生がいました。他の学生たちも、先ほどの演習での経験を少し話して考えることができたようだったので、別の学生を指名したところ、「夫は何となく援助するけど、看護師は根拠をもって分娩の期に合わせた援助をする」と発言してくれました。すると、他の学生たちもうなずき、クラス全体に拍手がわき起こりました。

そこで、学生の発言を受けて、これまでの授業で学んだ分娩の3要素について尋ねると、学生から「娩出力」「産道」「娩出物」の3つもすぐに出てきました。そして、「これまでに学んだ知識を活かして、看護師としての援助ができていましたね」と伝えると、学生たちは少し背筋をぴんと張ったように感じました。また、分娩中の産婦も人間であることに変わりなく、基本的ニードをもっていて、それを整えることが看護であることを伝えると、みんなメモをとりながらうなずいていました。さらに、分娩が満足のいく経験になるためには、産婦とその夫の気持ちに寄り添うことも大切であり、今日はそれもできていたことを学生に伝えました。そして、最後にもう一度「分娩の知識をもち、根拠ある支援をするから看護師としての援助になる」ことと、「今日はプロの看護師としての援助ができていた」ことを話すと、みんなキラキラした目でうれしそうな顔をしていました。

⟶ 授業リフレクションで見えてきたこと

今回の授業リフレクションは、他校の教員にプロンプター（聞き役）*3になってもらい、「カード構造化法」*4で行いました。

■印象カードとキーワード

授業に対する印象カードは、『**ガチっと入った授業**』でした。また、カード構造化法で得られたキーワードは、「母性看護について学生に感じ考えてほしいというねがい」「ギリギリまであきらめない授業準備」「事前学習に

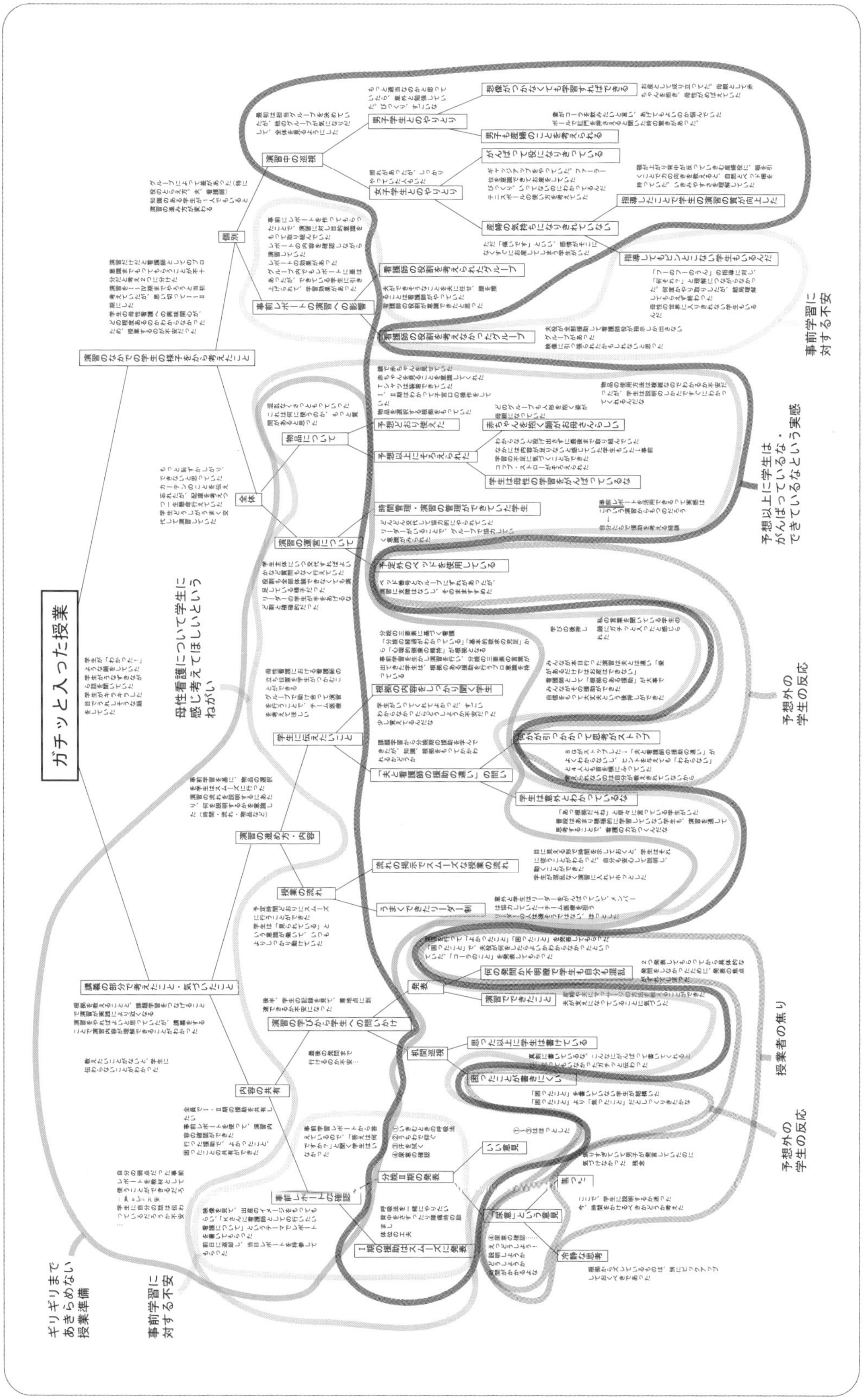

図2 カード構造化法のツリー図と得られたキーワード

対する不安」「予想外の学生の反応」「授業者の焦り」「予想以上に学生は
がんばっているな、できているなという実感」の6つでした（**図2**）。
　これまで、私はいつも自信がなく、これでいいのだろうかと悩みながら授
業を行い、授業が終わると反省の渦のなかにいたのですが、今回は授業直前
のぎりぎりまで授業デザインの6つの構成要素を検討して臨んだ授業でした
ので、授業直後の感覚がまったく違っていました。授業が終わって印象を聞
かれたときに、学生の「わかった！」といった表情が頭に浮かび、迷うこと
なく『ガチっと入った授業』と答えていました。

■授業の軸は母性看護についての「ねがい」

　カード構造化法のツリー図で大きな位置を占めていたのが、キーワードの
「母性看護について学生に感じ考えてほしいというねがい」でした。今回の
演習では、すでに学習した母性看護についての知識をもとに、学生が産婦と
家族の不安や期待を感じ、看護師としてどのように援助していくかを一生懸
命考えている姿がありました。授業リフレクションを進めるなかで、学生の
演習の様子と私の「ねがい」が重なっていたことが確かめられました。
　また、**「事前学習に対する不安」**や**「予想外の学生の反応」**に対して、**「授
業者の焦り」**を感じる場面もありましたが、授業はぶれることなく進んでい
たことが確かめられました。それは「母性看護について学生に感じ考えてほ
しいというねがい」がしっかりとした軸となっていたため、ぶれることなく
授業が進んでいったからだと考えることができました。

■授業準備の大切さ

　もともと私は、物を加工したり工夫したりして自分なりに教材を作ること
が好きだったので、これまでも授業準備に力を注いできました。今回も、T
シャツを子宮に見立てて作成したり、夫役がすぐわかるように「夫」という
札を作ったりと、授業で学生たちが使う様子を思い浮かべながらグループの
数に合わせて準備しました。今までになく一生懸命に説明を聞いて演習する
学生の姿から、Tシャツで作った子宮を使うことで、臨場感を高めた演習が
できていたことが確かめられ、より実際に近い感覚がもてる教材の工夫が大
切だとあらためて実感することができました。
　また、今回は演習の内容や時間のめやすがわかるように、模造紙に書いて
掲示しておきました。これまでは、時間になると私が合図を出していたので、
演習を中断するようなこともありましたが、今回は学生が時折これを見て確
認しながら、各グループの進行を自分たちで行っていくことができ、演習の

進め方の大切さにも気づくことができたと感じています。

このような**「ギリギリまであきらめない授業準備」**の大切さは、教材や掲示物の工夫だけではありません。演習内容を分娩第Ⅰ期と第Ⅱ期に絞ったことで、内容的にも時間的にも余裕が生まれました。学生が自分たちで演習を運営することで、看護師として自らが学ぶという姿勢を後押しできたと思います。

さらに、最後の演習のまとめでは、看護師としての援助を考えるために「夫と看護師の援助の違いは何か？」という発問を用意しました。実際に投げかけてみて、自分たちの演習での経験を思い出しながら、「根拠」つまり「分娩の知識に基づいた援助」ができることが看護師として、プロとしての重要なポイントであることを学生に考えてもらうことの大切さもあらためて感じることができました。

■予想以上にがんばる学生の姿

この授業の演習は、学生にグループごとの進行を任せて進めていきました。そのなかで、**「予想以上に学生はがんばっているな、できているなという実感」**を得た場面がたくさんあったことが授業リフレクションで確認できました。たとえば、看護師役がファーラー位にして分娩時の体位を整えたり、鏡で進行状況を産婦役に伝えて励ましたり、産婦役や夫役の気持ちに寄り添い、大好きなコーラを飲んでいいか確認して伝えたり、ボールの使用方法を考えたりするなど、私は演習での学生の取り組む姿勢をすごいなと感じていました。また、産婦役の姿勢が不自然で十分な力がかけられていない学生に、肩を支えて体位を整えられるように指導したところ、学生はその違いを受け止め、すぐに演習に取り入れていたこともすごいと思いました。

また、この演習ではＴシャツの子宮から新生児人形が生まれますが、産婦役の学生は、どのグループも生まれた赤ちゃんを本当の母親のような表情で、うれしそうに抱っこさせてもらっていました。そこには、学生が産婦の気持ちを感じ考える姿があったことが確かめられました。

■キーワード相互の関連

キーワードの関連を見ていくと、「母性看護について学生に感じ考えてほしいというねがい」をもとに、「ギリギリまであきらめない授業準備」をして授業に臨んだところ、「事前学習に対する不安」や「予想外の学生の反応」に「授業者の焦り」を感じる場面もありましたが、「予想以上に学生はがんばっているな、できているなという実感」が得られていました。そして、学

生がもつ母性看護に関する知識と演習での経験を演習のまとめで統合したことにより、印象カードの『ガチっと入った授業』につながっていたことを確認することができました。

⟶ 今後の授業に向けての手がかり

これまで、私は自分の授業が学生にうまく伝わらないのは、自分が授業の内容を完璧に把握できていないため、やらなければならないことが網羅できないからであると思い込んでいました。ですから、「わからないので、先生の答えを教えてください」という学生のことばをそのまま受けて「見本」を作り、内容をできるだけたくさんギチギチに詰め込んだ授業を行ったり、使う意図をしっかり考えずに教材を作ったりしていました。そのようにいろいろと自分なりに工夫をしていたのですが、授業はあふれかえった内容で軸がはっきりせず、学生を混乱させていたのかもしれないと思いました。そして、またダメだったと落ち込む悪循環に陥っていました。

ところが、今回、授業デザインをしている途中で同僚の先生や目黒悟先生から、自分が作った教材などに対する学生の反応をどのように予測しているのかをあらためて聞かれ、自分の考えを語る経験をしました。そうすることで、自分にとっては当然だと思っていたことが、他の人には必ずしも同じように受け取ってもらえるとは限らないことに気づくことができました。

また、今までの授業準備では、授業で自分が話すことだけを考えていて、学生がどういう反応をするのかは、そのときにならないとわからないことであり、学生の反応を予測すると自分がそのように誘導してしまうと思い込んでいたことにも気づきました。学生の反応を予測したうえで、次の展開を考えていないため、学生に何を学んでもらいたいと考えているのか、自分でもわからなくなってしまっていたことにあらためて気づきました。そして、学生の自由な発想を大切にしたいという思いが強すぎて、学生がせっかく出してくれたものを活かすことが考えられていなかったことにも気づくことができました。

今回は演習のまとめで「夫と看護師の援助の違いは何か？」という発問を用意して、学生に看護師としての援助を考えてもらいました。演習での経験とつなげて考える時間を設けたことで、「分娩の知識・根拠に基づいた援助」が看護師として大切であるということを考え、共有することができました。このことから、学生が援助の意味を考えられるような発問の重要性を実感することができました。

　今後は、学生に何を学んでほしいのか自分の授業に対する「ねがい」を見つめ、そこから授業の軸を中心に据え、学生の反応を考えながらていねいな授業準備をすることで、学生が感じたり考えたりしたことを大切にする授業をしていきたいと思いました。自分を安心させるために、これだけ網羅すれば大丈夫だろうという知識を詰め込むような授業準備をするのではなく、学生がこれまで行ってきた学習と演習での経験をつなげ、学生が学ぶということを中心に考える授業準備を行っていきたいと思います。

　また、これまでは授業で予期せぬことが起こると、何てことになってしまったんだろうと焦っていました。しかし、今後はこういうときこそ学びのチャンスと前向きにとらえ、学生と共に考える絶好の機会として受け止めていこうと考えるようになりました。

　そして、次の「新生児の援助」の授業でも、「看護師として新生児の観察やケアを行う意義を学生が感じ考えることができるようになってほしい」という「ねがい」をもとに授業デザインを行いました。

　このように、学生が産婦とその家族の気持ちを考え、これまでに学んできた母性看護の知識に基づいて、看護師として援助することの意義を感じ考えることができる授業が、母性看護学の授業では重要であると考えることができるようになってきました。

　今後も、看護師となる学生が学んでいく過程を大切に考えた教授方略や教材の工夫を行い、授業での学生の反応を受け止め、学生が経験したことから自ら学んでいけるような授業を続けていきたいと思います。

（知久祥子）

母性看護学

「看護師」を育てる
母性看護学の授業のために

■ていねいな授業準備がもたらすもの

　先に母性看護学の授業が陥りがちな問題として、看護師の立ち位置のわかりにくさを指摘しましたが、とどのつまり、この問題は、「助産師がすること」と「家族にもできること」があるなかで、「看護師がすること・できること」がいったい何なのか、学生にとって判然としない授業が多いことに原因があるといえるでしょう。

　知久祥子先生に紹介してもらった「分娩期の援助」の授業については、私も授業デザインの段階から授業の当日、そして授業リフレクションに至る一連の過程にかかわっていたので、知久先生がこの問題と真摯に向き合い、どのようにしたら「看護師として援助する意義を感じ考える」母性看護学の授業を実現できるのか、授業実施の直前まで考え続けていたことを、とても印象深く記憶しています。

　そうした「ギリギリまであきらめない授業準備」が、授業のなかでの「予想以上に学生はがんばっているな、できているなという実感」へとつながったことはいうまでもありません。まさに、先生が努力した結果のご褒美は、学生がくれるのだということです。

■演習の場の設定

　授業準備ということでいえば、知久先生自身、「自分なりに教材を作ることが好きだった」と振り返っているように、子宮に見立てたTシャツなどは、特に先生らしいユニークな工夫だと思います。この他にも、学生が自由に使えるように実習室の物品以外にテニスボールやゴルフボール、鏡などを用意したり、学生が自分たちで演習を運営していけるように演習内容や時間の目安を示した模造紙を掲示したり、グループリーダーの役割を明確化するなど、学生自身が感じ考えるための演習の場をいかに設定するか、知久先生のきめ細やかな準備には余念がありません。

　また、このような場の設定を可能にした背景には、演習内容の吟味を重ね、正常な分娩の過程を第Ⅰ期と第Ⅱ期に絞った演習にしていることも見逃せません。とかく教員はすべてを漏れなく、学生一人ひとりに経験させなければ

ならないと考えがちですが、それが限られた時間のなかで、こなすことで精いっぱいの学生を一部に生み出すことにもつながっているのではないかと思います。

　個々の学生の技術習得が主目的の演習であればそれもやむをえないことなのかもしれませんが、知久先生の授業デザインが教えてくれているように、授業の目標やねらいによっては演習内容を絞り、全員が同じことを経験しなくても互いの気づきを分かち合うことで、かえって学びの深まりが期待できるのです。

■学生の思考を揺さぶる「発問」

　知久先生の行った授業準備のなかでも、きわだって秀逸なのは、演習での気づきを全体で共有したあとに、「夫と看護師の援助の違いは何か？」という発問を、授業デザインの段階で教授方略に位置づけたことです。

　ご存じの方も多いとは思いますが、「発問」というのは、授業を展開するうえでとても重要視されるものです。文字の並びからすれば、単に「問いを発する」という意味にすぎませんが、一問一答のように、答えが簡単に決まってしまうような「質問」とは異なり、「発問」は学生の思考を揺さぶり、それまでの考えをより深めたり、これから取り組む課題を自分の問題として受け止められるように、学生の気持ちに火をつけたりするために用いられるものです。また、「発問」のいかんによっては、授業の展開や学生の学びが大きく左右されるため、発問を行うにあたっては、あらかじめどのようなタイミングで、具体的にどんなことばで学生に投げかけるのか、十分に吟味しておくことが大切になります。

　知久先生も当初は、この「夫と看護師の援助の違いは何か？」という発問をどのタイミングで行うのか迷ったようでしたが、検討を重ねた結果、前述のように、演習での気づきを全体で共有したあとに行うことになりました。

　夢中になって取り組んだあとの学生の多くは、「わー！ 生まれたー！」「よかったねー！」「おめでとう！」という感情に包まれてこの演習を終えてしまうことが予想されました。このままでは演習での気づきの交流も、ともすればさらっと終わってしまい、学生の思考は「看護師として援助することの意義」を考えるまでには至らないでしょう。せっかく行った演習も、これでは「活動あって学びなし」になりかねません。しかし、このタイミングでの「夫と看護師の援助の違いは何か？」という発問は、学生の感情に待ったをかけ、思考を揺さぶり、演習での経験を振り返ることで看護師の役割を考えるきっかけとなりました。発問に対して、すぐには反応できなかった学生の

姿はそのことを雄弁に物語っているといえるでしょう。

　その場に立ち会っていた私の目の前の学生たちも、先生に促されて話し合う様子は真剣そのもので、「夫は状況がよくわからなくて心配でも、看護師が話すことで安心してもらえる」「看護師は知識があるから、夫に援助の方法を伝えて一緒にやってもらうこともできる」といったようなことまで呟いていました。それは「発問」の大切さをあらためて実感する瞬間でもありました。

■演習中の学生へのかかわり

　ここまで、知久先生が行った授業準備を中心に見てきました。しかし、こうして実現した演習を学生にとって意味ある経験の場にするためには、演習中の学生へのかかわりも大切です。

　たとえば、知久先生も述べているように、「それで力がうまく入って、赤ちゃんは産まれるかな？」と言って、実際に産婦役の学生の体位を先生が整えてみせる場面などはとても象徴的です。それは、看護の技術が「手」から「手」へと、「からだ」から「からだ」へと受け継がれていく瞬間ですし、このようなところからも、学生は「看護師として援助することの意義」を感じ考えるきっかけを得ていくのだと思います。

　一見、どこでも見かけるような演習の一場面のように思われますが、こうしたさり気ない学生へのかかわりも、教員が時間管理や演習の進行に気をとられてしまっては十分に行うことはできません。演習内容を絞り、学生に運営を任せるといった知久先生の授業デザインは、先生自身にも演習中の余裕をもたらし、その時その場での学生への臨機応変なかかわりを可能にしたのだといってもよいでしょう。

■今後の母性看護学の授業に向けて

　ところで、知久先生が書かれている「今後の授業に向けての手がかり」を読むと、先生がこれまで授業についてのさまざまな「思い込み」にとらわれていたことがわかります。今回の取り組みをとおして得られた手ごたえを大切に、今後は妙な思い込みからは解放されて、真っ直ぐに目の前の学生と向き合い、「看護師」を育てる母性看護学の授業を実践していってもらえたらと思います。

（目黒　悟）

"母性看護学のとらえ方を変えてくれた授業デザインと授業リフレクション"

　母性看護学は妊娠・分娩・授乳・育児など内容が多岐にわたるため、かつての私は"教えなければならない"という呪縛に苦しんでいました。学生の反応も「母性はわからない」「おもしろくない」というものでした。

　しかし、授業デザインに取り組むことで、山のようにたくさん教えても、学生が受け取れなければ意味がないことに気づき、学生には母性看護の対象の気持ちを感じ、看護を考えていくことを大切にしようと思うようになりました。このような私の気持ちの変化は、授業リフレクションを行ったことで、より確かなものとなり、その後の学生とのかかわり全般に変化をもたらすことになりました。たとえば、学生の話を聞くときには、学生のことばに耳を傾けますが、何を伝えようとしているのかを、学生の置かれている状況も考えながら学生の気持ちになって聴くようになりました。また、学生の間違いを指摘することは確かに大切ですが、そこばかりに力を注がず、学生ができていることやがんばっていることを感じ、教員としてそれを受け止めていることを学生に伝えていくことも考えるようになりました。そして、学生は共に学んでいく存在であるという意識に変わり、「教える相手」から「共同学習者」であると考えられるようになりました。

　今回あらためて自分の授業を振り返る機会を得て、学生にまっすぐに向き合い、学生と共に母性看護を考えることを大切にする自分の変化・成長を実感することができました。

（知久祥子）

引用・参考文献

★1 目黒悟：看護教育を創る授業デザイン：教えることの基本となるもの，メヂカルフレンド社，2011.

★2 目黒悟、永井睦子：看護の学びを支える授業デザインワークブック；実りある院内研修・臨地実習・講義・演習に向けて，メヂカルフレンド社，2013.

★3 目黒悟：看護教育を拓く授業リフレクション；教える人の学びと成長，メヂカルフレンド社，2010，p.24-35.

★4 前掲書★3，p.62-67.

精神看護学

精神看護学の対象理解は
どのように学ばれるのか

　精神看護学を担当する先生方や指導者さんたちからよく耳にする話に、学生が患者に対して抱く恐怖心や拒否感などの陰性感情の問題が挙げられます。どのように授業を工夫したら精神の疾患や障がいのある対象への先入観を取り除くことができるのか、苦慮している先生方も少なくないことでしょう。

　ずいぶん以前ですが、あるシンポジウムでのことです。登壇者のなかに実習指導者の立場から、実習に来る学生の陰性感情やスティグマ（偏見・差別的な意識）を厳しく指摘し、学内での授業の改善を求める趣旨のプレゼンに出くわしたことがありました。日々、患者とかかわっている看護師の思いからすれば、恐怖心のあまり尻込みして、訪室さえままならない学生の様子は許せなかったのだと思います。

　しかし、私にはこの登壇者の学生に対する陰性感情やスティグマのほうがずっと気がかりでした。まだ出会ったこともない未知の対象に対して不安を抱くことは誰にもあるでしょう。ましてそれが精神を病んだり障がいがあったりする患者となれば、学生が恐怖心を抱くのはむしろ自然なことのように思われるからです。

　実は、かえって、そうした自然な感情に逆らって、授業のなかで先入観をもってはいけないことや恐怖心をもつ必要はないことを強調すればするほど、学生のなかに恐怖心を植え付けることになってしまうのかもしれません。

　このような問題に果敢に挑んだのが、ここで紹介する精神看護学の授業デザイン・授業リフレクションです。

目黒　悟

→ 授業デザインに取り組むまでの経緯

■対象理解につながる授業をめざして

　本稿で紹介する授業を行った当時、私はＡ看護専門学校の３年課程で精神看護学を担当していました。今回、授業デザインを行った授業は、１年次後期の精神看護学援助論Ⅰ「精神看護としての対人関係の考え方」１単位15時間の２回目「精神に障がいのある対象の理解」です（**表**）。精神に障がいのある対象は、私たちが五感でとらえている認知と違う状況にあることが多く、外見上ではわかりづらい「生きにくさ」や「生活のしづらさ」を抱えています。これまで授業をしてきたなかで、看護学生にはこのような精神に障がいのある対象を理解することは難しいことであると感じていたので、今回は工夫を凝らして、是非とも対象理解につながる授業を行いたいと考えました。

■『幻聴妄想かるた』との出会い

　そこで、学生が今までかかわったことがない精神に障がいのある対象を理解するために、どのような工夫をしていったら学べるのか、いろいろと教材を探したり、学ぶ方法として精神症状の疑似体験を行ったりしてはどうかと模索していきました。しかし、１年次の看護学生にロールプレイで患者役になって精神症状を体験してもらうのは困難なことだと思い、なかなかいい工夫がみつからずにいました。そうしていたところ、『幻聴妄想かるた』*1に出会うことができました。この『幻聴妄想かるた』は、精神に障がいのある当事者が実際に作成したものであり、学生が今まで知らなかった不可思議な感覚の世界が表現されているものです。絵札にも読み札にも当事者が経験している幻聴や妄想があるがままに表現されていて、かるたとして使うことができるだけでなく、作成した当事者の状況を紹介しているメイキングDVDと冊子も付いているものでした。これなら、精神に障がいのある対象の世界を知ることができる！と思い、この『幻聴妄想かるた』を用いて対象理解につながる授業をしたいと考えました。

表　精神看護学援助論Iのシラバス

授業科目	精神看護学援助論I	講師名		単位（時間）	1単位（15時間）
学習目標	1. 対人関係に必要な技法を知り、自己と他者との関係を客観的な視点で考えることができる。 2. こころの危機的状態にある対象や精神に障がいのある対象の理解を深めることができる。 3. こころの危機的状態にある対象や精神に障がいのある対象者への人格を尊重したかかわりや持っている力を引き出すかかわりが理解できる。 4. 社会問題が人々のこころや日常生活に影響していることやその支援について考えることができる。				
回	学習内容				授業形式
1	精神看護としての対人関係の考え方 プロセスレコードを用いた自己省察				講義
2	精神看護としての対人関係の考え方 精神に障がいのある対象の理解				講義・GW
3	精神看護としての対人関係の考え方 精神に障がいのある対象へのコミュニケーション				講義・GW
4	こころの危機状態にある対象の理解と支援 社会問題とこころの危機状態				講義・GW
5	こころの危機状態にある対象の理解と支援 学校・家庭・地域・職場等におけるこころの問題をもつ対象				GW
6	こころの危機状態にある対象の理解と支援 学校・家庭・地域・職場等におけるこころの問題をもつ対象				GW発表
7	こころの危機状態にある対象の理解と支援 まとめ				講義
8	試験				

■授業における私の悩み

　一方で、授業を行うにあたり、当時の私には悩みがありました。それは、私自身、自分が行っている授業になかなか自信がもてなかったことです。私なりには精神看護学で大切にしたい内容を考えて授業をしているつもりでした。しかし、精神看護の臨床経験が少なかったことから、文献を検索したり研修に参加したりして授業の準備を行っていました。授業中も精いっぱい学生に教えていましたが、授業が終わるとうまくいかなかったところばかりを後悔して、ていねいに振り返る余裕もなく次の授業や雑務に追われ、いつも自己嫌悪感を抱いていました。それに比べて周囲の先生は、とても立派に授業を行っているように見えて、学生も生き生きしているように感じていまし

た。そんなときに「授業デザインの6つの構成要素」*2,3 に出会い、自分の授業の現状を改善できるかもしれないと考えました。

　本稿では、このような私の背景も含めて、授業デザインと授業リフレクションに取り組んだ一連の経験を紹介させていただきたいと思います。

➡ 「精神に障がいのある対象の理解」の授業デザイン

■繰り返し検討した「ねがい」

　6つの構成要素による授業デザイン（**図1**）に取り組むなかで、一番時間をかけたのは「ねがい」でした。精神看護学の授業をとおして、学生が精神に障がいのある人について感じたり考えたりすることで、今までと違った発見がある時間にしたいと思いました。すると、精神に障がいのある対象をどのように理解してもらったらよいのか、精神に障がいのある対象の看護において大切なものは何かなど、次々に考えが出てきました。

　しかし、「ねがい」を繰り返し考えているうちに、自分が使っていることばとその意味を吟味することが必要だと気づきました。私はそれまで、授業のなかで対象者を呼ぶときに「精神障がいがある人」「精神が障がいされている対象」「精神障がいをもつ対象」など、さまざまなことばを無意識に使っていました。そこで、精神の障がいはもともとあったのか、あるときから障がいされたのか、現在障がいがある人として説明したいのかなど、ことばを吟味した結果、「精神に障がいのある対象」に統一することにしました。このことは、自分が授業で用いることばをあらためて考えることにつながったと思います。

　次に、精神に障がいのある対象の理解について考えました。学生が対象を理解するうえで難しいことの1つには、精神症状の幻覚や妄想があります。実際には存在しない人やものが存在するかのように知覚したり、間違った内容を確信したりします。また、脳の器質的疾患ということからは、対象の思考は周囲の人がいくらかかわっても修正することが困難である面もあります。ですから、対象から表現された言動や行動は、今までかかわったことのない学生にとって、戸惑いや不安、恐怖などを感じるのはある意味自然なことだと思いました。

　このような精神に障がいのある対象について、単に知識としてわかった気になるのではなく、対象のなかで起こっていることや経験されていることを少しでも理解しようとする看護師になってもらいたいと考えました。それには、授業のなかで学生に何かを体験をしてもらい、対象の気持ちや考えをで

図1　6つの構成要素による授業デザイン

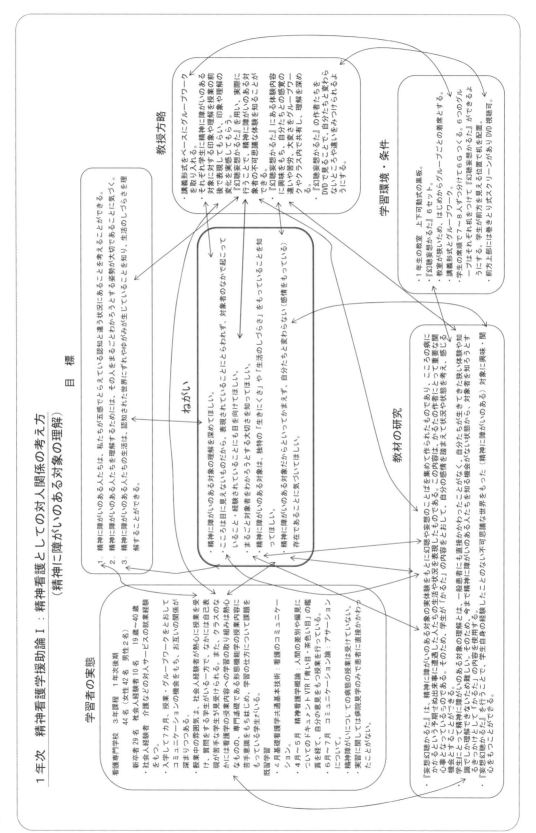

1年次　精神看護学援助論 I：精神看護としての対人関係の考え方
（精神に障がいのある対象の理解）

きるだけ感じ考える授業にしたいと思いました。そして、前述の精神に障がいのある人たちが作成した『幻聴妄想かるた』を用いることで、自分の「ねがい」に近い体験ができるのではないかと考えました。

『幻聴妄想かるた』をとおして学生は対象の思いや考えを知ることができ、精神に障がいがあるということは、こんなに「生きにくさ」や「生活のしづらさ」があるのだと感じられるのではないかと思いました。また、かるたに触れて、学生も自分だったらと考えることで、精神に障がいのある対象者が抱く感情や行動と重なる気持ちをもつこともあるのではないかと考えました。学生は今までかかわることのなかった対象者の世界を知り、対象の言動や行動の意味について考え、その気持ちを体験することで、学生のなかでも意味づけがされるように思いました。そして、この授業で看護の対象となる人の理解の枠を広げられたらよいと考えるようになりました。

このように「ねがい」を検討していくことで、私が授業で何をしたいのか、学生にどうなってもらいたいかの、授業の軸となる方向性を明確にすることができました。

■対象理解につなげる「教材の研究」

これまでは、対象を理解するために、精神に障がいのある対象の認識の「ゆがみ」や「ずれ」がわかるような情報を提示することで、対象の状況が少しでも理解できるのではないかと考えていました。しかし、実際に授業を行ってみると、学生は戸惑うだけでなかなか対象の理解に近づけないようでした。もっと学生が精神に障がいのある対象の世界を感じられるものがないかと模索していたときに出会ったのが先に紹介した『幻聴妄想かるた』でした。

このかるたには、学生の経験したことのない幻聴や妄想のある世界が表現されています。学生は、かるたをとおして幻聴や妄想がある人と出会うことができるので、自分が経験したことのない幻聴や妄想とともに日常を過ごす対象の内面世界を知ることができると思いました。そして、かるたになっていることで、楽しみながら対象者の内面の世界に興味や関心をもってくれるのではないかとも考えました。

■教材を活かす「教授方略」

「ねがい」につながる教材が見つかったことで、それをどのような形で授業展開するのか考えました。「誰が」「何を」「何で」学ぶのか明確になっても、『幻聴妄想かるた』を用いて「どのように」学ぶかを考えなければ授業にはなりません。かるたには、絵札と読み札がありますが、このかるたの

読み札には、幻聴や妄想がある対象者の日常の状況や体験が文字で書かれていました。通常のかるたでは、読み札を読んで絵札を取ります。しかし、今回の授業では、読み札の内容に注目してもらいたいと考えたので、学生には読み札を取ってもらうようにしました。そして、あとで自分の取った読み札に対応する絵札を見てもらうことにしました。学生は、かるたを取る楽しみと同時に、札に書かれた内容1つひとつを見つめることで、対象者を想像できたり、内面の世界に興味や関心をもてたりするのではないかと思いました。

こうして、かるたを十分に体験したあとにグループで感想を交流し、最後にかるたのメイキングDVDを見てもらうことで、作成した人たちの私たちと変わらない様子に触れ、精神に障がいのある対象の理解をさらに深めてもらうことができると考えました。

また、授業の進行に合わせて、学生一人ひとりの対象への理解の変化を大切にしていけるようにしたいと考えました。そこで、3つの記入欄を設けた用紙を準備し、まずはそれぞれの学生がもっている対象へのイメージを書いてもらうことにしました。そして、『幻聴妄想かるた』を行ってみて感じたこと・気づいたことを記入してもらい、それをもとにグループで話し合う場をつくり、いろいろな考えを共有することで対象理解を深められるようにしました。さらに、DVDを見たあとにも、対象者について感じたこと・気づいたことを書いてもらい、学生自身がこの用紙を見返すことで、自分のなかでの対象理解の変化を確かめられるようにしました。

■「学習環境・条件」の工夫

『幻聴妄想かるた』を使って実際にかるたをするには、ふだん授業をしている教室ではやや狭いのではと思いました。しかし、その教室でも以前グループワークをしたことがあったことと、別な教室に移動して特別なこととして授業を受けてほしくなかったことから、ふだんの教室で行うことにしました。1グループ7〜8人の6グループを作り、6セットのかるたを準備しました。実際に行うときは、机を囲み学生全員に起立してもらい、教員が読み札を読み上げ、グループごとに机の上に並べた読み札を取ることができるようにしました。

そして、後半でDVDを見てもらうときには、教室の前方にある巻き取り式スクリーンに映像を大きく映し出して視聴できるように準備しておくことにしました。

■「学習者の実態」を確認する

　この授業をデザインするにあたっては、学習者である1年生の状況をあらためて確認していきました。

　授業を行う1年生は、入学して7か月が経過していました。高校を卒業して入学した学生が約7割で、グループワークをとおしての話し合いも経験していましたが、自分の気持ちを相手に伝えるのが苦手で、あまりふだん話さないクラスメイトとは会話が続かないという状況がありました。一方、約3割の社会人経験がある学生のなかには、対人サービスや介護の仕事をしていた人もいて、クラスメイトとは積極的にコミュニケーションをとり、講義やグループワークにも熱心に参加している様子が見られました。

　このような状況を踏まえたとき、今後看護師になるうえで狭い人間関係だけでなく、いろいろな人の考えや価値観に触れ、他者を理解し、また、自分の考えも大切に他者に伝えられる人になってもらいたいと思い、社会人経験のある学生とふだん話していない様子の学生を組み合わせるグループ編成を考えました。

　学習進度では、精神疾患はまだ学習していなかったので、この授業では病態をあまり入れずに、精神症状があるところから対象の理解につなげていくことにしました。

■学生が学ぶ「目標」を明確にする

　これまでの授業デザインの6つの構成要素の検討から、学生に具体的に学んでもらいたい視点も明確になってきました。

　私たちが五感を使ってあたり前に生活をしているのに対して、精神に障がいのある人たちは、現実にない情報を感じて受け止めてしまい、幻聴や妄想に陥っている状態にあります。ですから、幻聴や妄想という世界を知ることで、自分たちとは違う感覚から非現実的な状況にある対象者について少しでも考えてもらえるようしたいと思いました。そこで、まず「精神に障がいのある人たちは、私たちが五感でとらえている認知と違う状況にあることを考えることができる」という目標を立てました。また、対象者は私たちと同じ一人の人として社会で生活している人なので、「精神に障がいのある人たちを理解するためには、その人をまるごとわかろうとする姿勢が大切であることに気づく」も目標としました。さらに、「精神に障がいのある人たちの生活は、認知された世界にずれやゆがみが生じていることを知り、生活のしづらさを理解することができる」を加え、目標を3つに絞りました。

⟶ 授業デザインに取り組んで実感したこと

　私が今回授業デザインに取り組んでみて実感したのは、自分の実現したい授業を考えていくためにとても整理がしやすいということでした。6つの構成要素をそれぞれ考えていくことは、自分がそのとき考えていることを記述していくので負担を感じることはありませんでした。いったん授業デザインの6つの構成要素を明らかにし、それぞれの関連やつながりを考えていくことで、検討し直したり深めたりしていくことができたので、最終的に自分が納得できる授業デザインになったと感じています。

　これまで私は自分の授業に自信がもてず、どうにか改善したいと思っていても、じっくりと検討する余裕もない状態で悩みながら授業を行っていました。しかし、授業デザインの6つの構成要素に自分のことばで考えていることを表していくと、自分の実現したい授業の軸は何かを考えることができ、「ねがい」が明確なっていきました。

　こうして明らかとなった「ねがい」には、自分の学生への思いや精神看護学で学んでもらいたい内容、さらに「学ぶ」ということに対する私の考えが表れていました。その内容を何度も見直していくことで、自分がこの授業で大事にしたいこと、学生にこうなってもらえたらいいなということが整理され、看護を教える人としての今の自分自身が表現できたように思えました。

　そして、「ねがい」に沿って、この授業で学生に学んでもらうにはどのような教材を工夫したらよいか、これまで以上に「教材の研究」に取り組みました。「ねがい」が明確になったことで、この授業の要になるのは学生が感じ考えられるような教材だと思い、『幻聴妄想かるた』を用いることにしました。『幻聴妄想かるた』を教材として活用することを決めたあとは、おのずと「教授方略」や「学習環境・条件」を考えることにもなりました。

　学習者である1年生の実態を整理したときには、学生の背景やクラスでの関係性などから、一人ひとりが違う経験や価値観をもって授業を受けているのだということを再認識しました。一人ひとりの思いや考えを大事にしながらも、この精神看護学の授業をとおして、精神に障がいのある対象への新たな発見や理解だけでなく、学生自身の自己理解にもつながってほしいと考えられるようになりました。

　このように、自分自身の授業に悩み、不安をもった私でも、授業デザインに取り組むことで、自分の授業の大事なところが明確になるのだと実感することができました。

➡ 「精神に障がいのある対象の理解」の授業の実際

　ここからは、こうして授業デザインをして臨んだ「精神に障がいのある対象の理解」の授業の実際と、授業リフレクションで確かめられたことを紹介したいと思います。

■精神に障がいのある人のイメージ

　授業の導入では、精神に障がいのある人のイメージを学生に発問し、学生それぞれのイメージを3つの記入欄からなる用紙の一番上に書いてもらいました。学生は、何を書いていいのか悩みながらも、「心が病んでいる人」「うつ病の人」「情緒不安定な人」など、短いことばであたりさわりのない表現やマイナスのイメージを書いているように感じました。また、書いていない学生もいたので、無理に書かなくてもよいことも伝えました。

　そして、学生が書いた様子を確認し、2～3人を指名し発表してもらい、今の時点での精神に障がいのある対象へのそれぞれのイメージをクラスのなかで分かち合いました。その後、「他にはないかな、本当は、どうなんだろう…、どんな人たちなのかな…」と投げかけて、この授業で「精神に障がいのある人についてもっと知ろう」と伝えていきました。

■『幻聴妄想かるた』の実施

　学生がそれぞれ今もっている精神に障がいのある人のイメージが確認できたところで、さっそく、かるたを行ってもらうことにしました。

　グループごとにかるたの読み札を配布したところ、「えっ、うそ！」「なに、これ？」という反応が聞かれましたが、全員に起立を促して、机の上に取りやすいように並べてもらいました。並べている最中もあちこちのグループで、書いてある内容に驚いて、ざわついている様子がありました。

　並べ終わったところで、かるたを始めました。私が大きな声で読み札を読み上げると、学生はわれ先にと、かるたの読み札を取ろうとしていました。取れた人からは「わー、やった！」という声が上がりました。どのグループも札が取れたことを確認し、次の札を読み始めると、学生は静まり返って目の前の札をじっと見つめています。次に読み上げられるのがどれなのかという緊張感と、札を取れたときの歓声や取れなかったときの落胆した声、そして、にぎやかな笑い声が教室内に何度もあふれ、みんな楽しそうにかるたに夢中になっていました。

こうして、興奮した雰囲気のなかで、すべての札が取り終わったところで学生には座ってもらい、少し落ち着いたところで、それぞれ何枚くらい取れたのかを尋ね、全員が1枚以上取れたことを確認しました。学生たちは自分が必死に取った札を大事そうにしていました。

■『幻聴妄想かるた』の背景を知る

かるた取りが終わったところで、このかるたは、精神に障がいのある人たちが実体験をもとに自分たちで作ったものであることを説明しました。すると、学生たちは自分が取った読み札の文章をあらためて読み返していました。

その後に、かるたの絵札を紹介し、読み札とつき合わせて一緒に見てもらう時間をとりました。学生には、かるたの表現からこの作者には何が起こっているのか、自分が特に気になる札を選んで考えてもらいました。

絵札を見た学生たちからは、「おもしろい絵だね」と笑いがこぼれ、読み札とつき合わせている学生からは、「なにこれ」「ありえないよ…、本当にそう思ったら大変かも…」「若松組ってなに？」「なんかわからない。怖いかも…」と、次々に疑問がわいてくるようでした。

しばらく考える時間をとったあとで、導入で使用した用紙の2つ目の欄に、かるたを行った感想や気になった読み札から考えた対象の状況などを書いてもらい、その人たちに対する自分の気持ちを整理してもらう時間をつくりました。学生たちは、かるたに出てきた作者の体験に触れて、時々かるたの読み札を見つめながら熱心に書き込んでいるようでした。

全員が書き終えたところで、今書いた内容をグループで話し合ってもらいました。学生たちは、「妄想がリアルだと思う」「プラスのような妄想もあり、考え方が全然違うんだと思った」「私たちはそんなことありえないって思うようなことでも本気で悩んでいるんだろうなとか、怖いんだろうなって想像できる」など、時には笑顔やうなずきを交えながら話し合っていました。自分の想像を超える体験を「怖い」と感じている学生もいましたが、想像がつかないリアルな体験をしている作者に対し、それがわかってもらえない辛さや大変さを感じている学生も多く見られました。

次に、クラス全体でグループの意見を共有できるように、いくつかのグループから発表してもらいました。ある学生は、『コンビニに入るとみんな友達だった』というかるたの内容について自分の体験談を交えて発表してくれました。「私はコンビニで急に変な人に話しかけられて怖いと思ったことがあった。もしかしたら、この人たちと同じような状況で、本人にしてみれば、"友達"と思っていて話しかけたのかもしれない。わかっていたらもう少し

対応できたかも」などと、自分自身の経験を振り返りながら、精神に障がいのある人たちの社会生活での困難さを理解しようとしている姿がありました。他の学生もその話を真剣に聴いており、そうした対象と私たちが社会で出会うときの、常識では理解しにくい現状をクラス全体で共有できたように思えました。

■作者の人となりに触れる

そして、かるたの作者たちのメイキングDVDを見てもらいました。かるたに表現された幻聴や妄想の体験について、インタビューにていねいに答えている作者の方々は、私たちがふだん見かける地域社会で生活している方とほとんど変わらない姿です。学生たちは、身を乗り出すように映像に見入っていました。そして、自分が気になるかるたの作者が映ると「えぇ？　あの人がかるたの作者？」と、あまりに普通の人のように見えるその姿に、驚いているようでした。

こうしてDVDを見てもらったあとに、「精神に障がいのある人」について、どのように考えたり思ったりしたか、用紙の3つ目の欄に記入してもらいました。

1回目の記述では、片言だった表現が、この3回目の記述では、自分の思いを記入欄からあふれるほど、時間いっぱいまで書いていました。書かれた内容も「精神に障がいのある人も普通の人と変わらないところがある」「マイナスイメージだったが変わった」など、精神に障がいのある人たちのイメージを広げられていました。また、「辛いんだろうな」「怖いなと思っていたけれど、そういう考え方はやめよう」など、対象を理解し、寄り添った感想も多く見られ、さらに「興味がわいた」「精神疾患についてもっと知りたい」「私たちに何ができるのだろう」など、今後の学習につながる感想も見られました。

そこで最後に、それぞれが感じ考えたことを大切してもらいたいことを学生に伝え、授業を終えました。

➡ 授業リフレクションの実際

今回の授業リフレクションは、「カード構造化法」[4]を用いて行いました。プロンプター（聞き役）[5]には、同じ精神看護学を担当していた看護教員2名になってもらいました（**図2**）。

図2　カード構造化法のツリー図

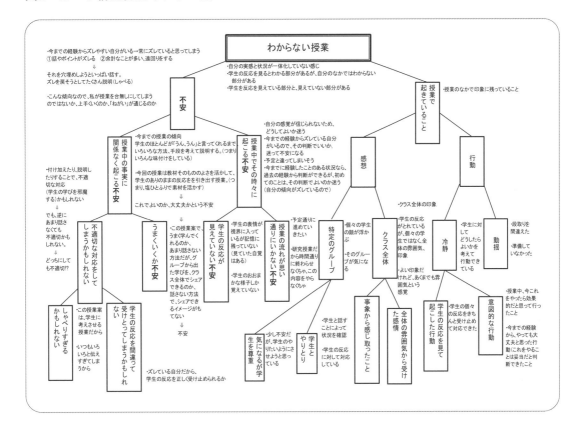

■印象カードとキーワード

　授業終了直後の印象は、『**わからない授業**』というものでした。私の授業で学生がどのように学べたのか、私が感覚的によかったと思う部分はあっても、学生に書いてもらったものにすべて目をとおしていたわけではなかったので、授業がうまくいったかどうかはわからないという思いでした。また、授業を参観していただいた先生方からは、授業中に生き生きと学んでいる学生の様子や具体的な姿を伝えていただきましたが、その内容は私の感覚にはしっくりこないものでした。

　その後、カード構造化法の結果、得られたキーワードは「自信のなさからくる不安」「うまくやらなくちゃというプレッシャー」「学生の反応に即対応できている」「授業がやれている感じ」の４つでした。（**図3**）。

■授業についての不安

　カード構造化法を行ってみると、ツリー図のほぼ半分が、私自身の不安を表していることがはっきりしました。

図3　カード構造化法で得られたキーワード

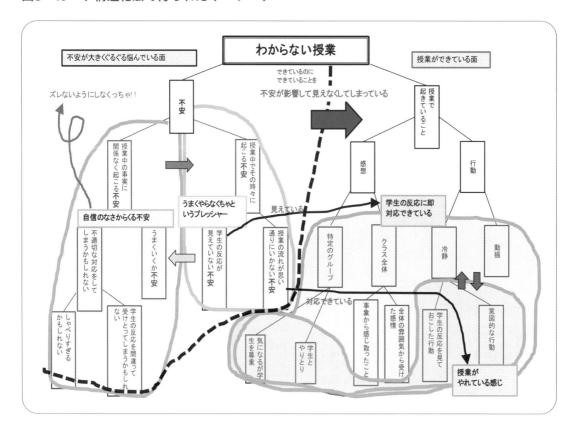

　「自信のなさからくる不安」では、この授業が初めての挑戦だったことから、学生の反応がいつもと違う不安と、それを気にしてしまう自分の授業のとらえ方が明らかになりました。

　今回の授業は、授業デザインの6つの構成要素で内容を検討したことで、余分な説明や活動をはぶき、教員からの説明で対象理解を学ぶのではなく、それぞれの学生自身が感じ・考えたことが経験となり、理解につながるようにしました。今までは、授業のなかで学生の「わかった」というサインを確認することで授業内容が伝わり、学べていると安心していたところがありました。しかし、どうしても説明ばかりになりがちだったので、今回はそうした授業を変えたいと思っていました。そのため、授業を行ったときの学生の反応がいつもと違うことで、本当に学生が学べたのかという不安感でいっぱいになっていたことがわかりました。

　また、自分のふだんの癖が出て、余分にしゃべりすぎて、学生の考えを遮ってしまうのではないかという不安があったことも明らかになりました。つまり、私は教員として自分の教え方に自信がもてず、授業の内容や進め方を変えて学生自身の反応を大切にしようとしたものの、「自信のなさからくる

不安」にとらわれていたことが確認できました。

　「うまくやらなくちゃというプレッシャー」では、初めての授業内容に対する緊張のなかで、学生からの意外な意見や予想外の反応に対応するのに一所懸命になっている自分がいましたが、それでもうまくやろうというプレッシャーがあったことが確かめられました。私は6つの構成要素をもとに授業をデザインしていたことで、学生の経験をもとにどのように授業を進めるとよいか意識していたつもりでした。しかし、その一方で、ふだんの授業のように学生の反応をとらえられていないのではないかという不安な気持ちをもっていたことがわかりました。

　このように、ツリー図の半分は「うまくやらなくちゃというプレッシャー」と「自信のなさからくる不安」が占めており、相互に関係しながら不安があいまって、授業終了直後の印象を『わからない授業』にしていたことが確認できました。

■授業のなかでできていること

　授業終了直後は学生の様子が見えていなかったのではないかと感じていましたが、カード構造化法で得られたキーワードのなかには、授業のなかでできていたことも確認することができました。

　「学生の反応に即対応できている」では、私自身、授業のなかで起こったことに向き合い、それに対処しながら、学生やクラス全体を見て授業を進められていたことがわかりました。最初に精神に障がいのある対象へのイメージを書いてもらう場面では、難しそうにしている学生の様子を見て声をかけたり、2回目にイメージを書いてもらったあとのグループでの話し合いでも、学生が何を話しているのか確認しながら進めたりしていました。また、かるたを取る学生の生き生きとした表情や歓声、DVDを見ている学生の表情やその後3回目の記述の様子なども思い出すことができましたし、それぞれの場面での学生の反応や授業の流れに合わせて、対応できている自分を発見することができました。

　「授業がやれている感じ」では、授業でのクラスの反応や学生のそれぞれの行動に、時には個別に対応したことで、学生と一体感をもてていたことが確かめられました。また、授業中の学生の反応を見ながらの発問や、気になる意見をもっている学生を尊重したかかわり、クラスでの共有でも学生の意見を大切にしていたところが見えてきました。これは、今までの教員経験や、「ねがい」が軸となり、意識的に対応できたことで感じられたものだと気がつきました。

さらに、この「授業がやれている感じ」は、自分が今までの経験から無意識に行っていたことも明らかになりました。そのため、このような対応が、もっと意識的に余裕をもってできるようになれたら、よりよい授業につながっていくのではないかと感じました。

➡ 授業リフレクションをとおして確かめられたこと

私はこの授業で、「精神に障がいのある対象の理解を深めてほしい」という「ねがい」から、『幻聴妄想かるた』を用い、学生の興味・関心を引き出し、それを膨らませたことで、生き生きした学びの場を創り出せていたことに、授業リフレクションを行って気づくことができました。授業デザインの検討を重ねた授業では、学生が教材を活かしたシンプルな構成と資料で、対象のイメージを膨らませ、のびのびと自らの学ぶ力を発揮させていました。

また、今回の授業のように「ねがい」をもとに厳選した教材を活用し、学びの流れとリズムを大切にし、余計に話し過ぎず、教えすぎない授業や、教員が学生の学ぶ力を信じた授業をしてよいのだと気づくこともできました。自分の授業を振り返ったとき、授業で学生に何を学んでほしいのか、私の授業の「ねがい」が軸になったことで、思った以上に意図的な対応ができていたのだと気づきました。

その一方で、私のなかの不安の感情が、自分の授業の印象に大きく影響を与え、学生と共に進めている実際の授業をとらえにくくしてしまうのだと気づくことができました。そして、手ごたえの"わからない"授業という印象を生み出していたことがわかりました。

さらに、これまでは教員としての自信のなさから、授業の評価を自分の外に求めており、自分が授業で感じていた学生の反応や内容を信じきれずに、自分自身の感情から授業がうまくできず不安だと思っていたことを、今回の授業リフレクションによって気づくことができました。そして、自分に自信がなかった授業でも、「ねがい」を軸にしたことで大切なことがぶれずにでき、自信につながるのだとあらためて感じることができました。

今回の授業リフレクションでは、混乱していた私の思考が整理され、不安をもちながら授業をしていること、学生がその時々の内容に興味・関心を示す姿や反応が見えていたこと、学生の気持ちを受け止め、授業の流れに沿ってかかわっていた授業者としての自分がいたのだと確かめられました。

自分の授業がどうであったかを知るには、学生が書いた内容や他の教員の意見も大切だと思います。しかし、一番大切なのは、自分が行った授業の

なかで、自分自身がどのように感じ、学生と共に何が起きていたのか、自分で振り返ることだということにも気づくことができました。

➡ 今後の授業に向けての手がかり

今回の授業リフレクションを行って私が得たものは、教員としての自信と前向きに授業に取り組める力だと考えました。これまでは、教員として常にこれでよいのか不安でした。しかし、授業デザインと授業リフレクションを行ったことで、不足のところやよい部分を自分で発見でき、教員として「やれていることがあるという自信」につながりました。授業リフレクションをとおしてありのままの自分を見たときに、教員としての自分を俯瞰でき、今まで縛られていた自分の枠から出られたように感じました。これからは、外からの評価ばかりを気にするのではなく、目の前の学生と向き合い、そこで表現された反応を真摯に受け止めて授業に活かしていきたいと思います。

また、今回の経験から、今後に向けて取り組んでいきたいことは、講義や実習での授業デザインと授業リフレクションの継続です。自分の「ねがい」を明確にすることで、学生に対して大事な内容がぶれない授業になっていくと考えます。

そして、今回は、授業デザインの6つの構成要素を1つひとつていねいに時間をかけて検討しましたが、今後はもっと気軽に授業デザインを活用し、自分の授業の構想を整理するきっかけにしたいと思っています。今まで時間の余裕がないなかで、いくつも授業を行ってきましたが、毎回ていねいに時間をかけて準備を行うことは困難でした。しかし、今回の授業デザインと授業リフレクションを経験して、授業をもっと整理できたら、授業全体が自分で把握しやすく、振り返りもしやすいと実感しました。そして、時間をかけなくても6つの構成要素を書き出し、関係を見てみることで、授業内容の見直しができ、学生に向き合うことができる授業を創っていけると考えました。

今回、授業デザインと授業リフレクションを経験して、「学生が学ぶ」とはどのようなことなのかをあらためて考えました。学生の学びを支える授業とは、説明して教えてわかる授業ではなく、説明よりも考えるきっかけをつくることで、授業のなかで学生自身が考え経験して学んでいくことなのだと実感できました。今後は、学生自身の学ぶ力を信じて、学生が自ら感じたり考えたりしていく授業の内容や教授方略などをしっかりと検討していきたいと思います。

（権田和江）

精神看護学の対象理解を学ぶ授業が
もたらしたもの

comment

■素材がもつ魅力

　先にも触れたように、精神看護学の授業では、どのように工夫したら精神の疾患や障がいのある対象への先入観を取り除くことができるのか、苦慮している先生方も少なくないと思います。本稿で、授業デザインから実際の授業の実施、授業リフレクションに至る一連の過程を紹介してもらった権田和江先生も同様の悩みを抱えていました。

　ひとくちに学生が対象理解について学ぶとはいっても、他の看護学以上に精神看護学の対象理解が容易でないことは想像に難くないでしょう。そもそも対象を理解するとはどのようなことなのか、果して一人ひとり個別性のある対象を理解するということがどこまで可能なのか、ましてそれが精神の疾患や障がいのある対象であるのなら、当事者に経験されている幻聴や妄想の世界には、学生にとって計り知れないものがあると思います。

　そうした対象の理解をどのように学ぶのか、悩み抜いた末に権田先生が出会ったのが『幻聴妄想かるた』でした。

　当事者によって制作されたこのかるたは、素朴な線画による絵札のユーモラスな表現はもちろん、実体験に基づいた読み札の不思議な内容もさることながら、付属のDVDをとおして作者たちの人となりの一旦に触れることも可能にする大変魅力的なものです。ですから、学生がこのかるたで遊ぶ機会がもてるだけでも、対象への理解を深めるきっかけとなることが十分に期待できそうです。

■素材を教材化するということ

　しかし、『幻聴妄想かるた』というこの魅力的な素材を授業のなかに教材として位置づけるうえでは、「教材の研究」にとどまらず、学生とかるたをどのように出会わせるのか、しっかりとした「教授方略」に裏打ちされる必要があります。

　この意味で、絵札ではなく読み札を取り合うかるたの実施はもちろん、自分の取った読み札を絵札と付き合わせて、しみじみ味わう時間を設けることや、自分自身の対象へのイメージの変化をたどれるようにする記入用紙の使

用なども、学生をよく知る授業者だからこそできる「教授方略」の工夫だと思います。また、かるたの実施やグループでの話し合い、DVDの視聴などを、具体的にどのようなことばで学生にもちかけるのか、授業の流れについても何をどのような順番で学生に経験してもらうのかなど、リズムや間の取り方も含めて検討に余念がないことは、権田先生の授業デザインや実際の授業の様子が雄弁に物語っています。

こうした「教授方略」の工夫や検討があったからこそ、今回のように学生がのびのびと楽しく、それでいて豊かに精神の疾患や障がいのある対象の理解について学ぶ授業が可能になったのだといってもよいでしょう。

■授業のなかでの「感覚」を覆い隠すもの

ところが、このような授業が実現していたにもかかわらず、権田先生の授業の印象は『わからない授業』というものでした。

どうやら「感覚的によかったと思う部分はあっても、学生に書いてもらったものにすべて目をとおしていたわけではなかったので、授業がうまくいったかどうかはわからない」というのが、その理由のようです。また、授業の参観者から「授業中に生き生きと学んでいる学生の様子や具体的な姿」を伝えてもらっても、どうも「しっくりこない」ようでした。

今回の授業リフレクションが示唆的なのは、なぜこのような思いが授業者に生じるのか、その背後にある授業のとらえ方や感情を明らかにできたことだと思います。

権田先生のなかには、本人も気づいているように、授業の評価は学生が書いたものや、スケールを用いた参観者からの評定など、外側からもたらされるものという思い込みがあったようです。そのため、自分自身が「感覚的によかった」と感じても、それは不確かで、はっきりとは『わからない授業』というとらえ方になってしまっていたのでしょう。さらに、そこに拍車をかけていたのが、授業に対するさまざまな不安や自信のなさであり、それが授業のなかでの「感覚」を覆い隠していたということなのです。

■授業のなかで起きていることと向き合う

権田先生は授業リフレクションをとおして、自分にとっての「不安」がどのようなものだったのか、その内実を明らかにする一方で、「感覚的によかった」という実感がどこからきているのかを明確にすることができました。

「学生の反応に即対応できている」「授業がやれている感じ」といったキーワードに代表されるような「授業のなかでできていたこと」の数々。それ

が、権田先生がねがって挑んだ授業のなかで、学生とのかかわりをとおして実現していた紛れもない授業の事実だったのです。

　こうしてみると権田先生が挑んだのは、学生が精神看護学の対象理解をどのように学ぶのかということだけではなく、授業のなかで起きていることとどう向き合うかということだったのがわかると思います。

■「学生を信じる」ということ

　そもそも、授業のなかでは学生も授業者も、絶えず互いに相手を感じながら動いているわけですから、授業を展開するうえで大切になるのは、外側からもたらされる評価ではなく、むしろ自分自身の「感覚」のほうなのです。リアルタイムで目の前の学生と一緒に授業を創り出していくためには、授業のなかで感じる手ごたえや違和感も含めて、自分自身が実感しているその「感覚」を信頼することが欠かせません。実は、それが「学生を信じる」ことにもつながっているのです。

　こうしたことへの気づきは、権田先生に今後の授業に向けての具体的な手がかりをもたらしただけではなく、教える人としての成長へと大きな一歩を踏み出す「かけがえのない経験」となったことはいうまでもないでしょう。権田先生には、これからも自分自身の「感覚」を大切に、精神看護に携わっていってもらえたらと思います。

（目黒　悟）

"精神看護を教える人としてのぶれない軸"

　今振り返ってみると、精神看護学の授業デザインの6つの構成要素を考えたことで、学生に何を伝えたいか、あらためて考える機会となり、軸になる"ねがい"が明確になりました。それは、教えることに自信がなく軸がなかった私が、学生に、精神に障がいのある対象のこころのなかを知ることや、見えない"こころ"を少しでも感じてもらいたいと考えられるようになったということです。あのときに立ち止まって考え文章にしたことは、今でも大切にしている"ねがい"だと感じています。それからは、どんな授業や学生の対応でも、私は何を"ねがっているのか"を意識するようになり、教員としての自身の成長につながったと実感しています。

　その後、私は2年課程通信制でも精神看護学の授業を行っていました。通信制で授業を始めた当初は、対面での授業時間が少なく、学生は准看護師としての経験もあり、今までの3年課程とは学習者の実態や授業の目標がまったく違うように感じました。しかし、そう思えた授業でも、学生の学ぶ力を信じることや、授業デザインの6つの構成要素をもとに学生に何を学んでもらいたいのかを明確にし、"ねがい"を軸に授業をすることで、学生にも真摯に向き合えるようになったと思います。また、授業のなかで学生の反応を絶えず感じ、学びがより深まるように学生の状況に合わせて授業内容を修正・変更することも意識してできるようになったと考えます。

　このように、私にとって授業デザイン・授業リフレクションの経験は、精神看護を教える人として、さらに精神看護に携わる者としてのぶれない軸の自覚につながり、日々の"道しるべ"になっていると感じています。

（権田和江）

引用・参考文献
★1 ハーモニー（就労継続支援B型事業所）編著：幻聴妄想かるた，医学書院，2011.
★2 目黒悟：看護教育を創る授業デザイン；教えることの基本となるもの，メヂカルフレンド社，2011.
★3 目黒悟，永井睦子：看護の学びを支える授業デザインワークブック；実りある院内研修・臨地実習・講義・演習に向けて，メヂカルフレンド社，2013.
★4 目黒悟：看護教育を拓く授業リフレクション；教える人の学びと成長，メヂカルフレンド社，2010，p.24-35.
★5 前掲書★4，p.62-67.

看護の統合と実践

統合するのは誰か、何を統合するのか

　「看護の統合と実践」は、2009年、指定規則の第4次改正の際に新設された統合分野のなかに位置づけられたものですが、当時は「リアリティショック」などということばに象徴されるように、新人看護職員の離職が大きな問題となっており、基礎教育で学んだことと卒後の看護実践とをいかにスムーズに結びつけるかということが、この分野の新設に至った背景にあったように記憶しています。

　けれども、「看護の統合と実践」と銘打ってはいても、その内実は、既存の看護学に位置づけられていた「看護研究」や「看護管理」と、時代の趨勢から新たに必要とされるようになってきた「災害看護」「国際看護」「医療安全」などを寄せ集めたようなかたちになっています。そして、さらに「在宅看護論」と合わせて、「統合分野」として一括りにされていましたから、学生が自分自身の学びを統合していくということとは、ほど遠いようにも見えました。2022年からの新カリキュラムでは、「統合分野」という括りはなくなったとはいえ、統合するのは誰か、何を統合するのか、といった「看護の統合と実践」がこれまで抱えてきた問題には、大きな変化はないように思われます。

　そこで本稿では、「看護の統合と実践」のなかに「技術統合」という科目を設けていた元蕨戸田市医師会看護専門学校の原紀子先生に当時の実践を紹介してもらうことで、学生がこれまで学んできたことを統合するとはどのようなことなのかを考えてみたいと思います。

目黒　悟

2-8 退院支援・退院調整

→ 「看護の統合と実践」の構成と「技術統合」の位置づけ

　私が所属していたのは、全国でも数少ない3年課程4年修業の看護専門学校でした。看護師養成所3年課程は、指定規則では97単位3,000時間以上の教育を行うことが定められていますが、4年修業とすることで、当時は大学卒業同等程度の124単位3,420時間でカリキュラムを編成し、卒業時には「高度専門士」の称号が与えられるようになっていました。そのため、「看護の統合と実践」は臨地実習も含め指定規則では6単位ですが、10単位とし、「医療安全」（1単位）、「災害・国際看護」（2単位）、「看護研究」（2単位）、「看護管理」（1単位）、「技術統合」（2単位）、統合実習（2単位）で構成していました（**表1**）。

　「医療安全」では、近年の医療の高度化・複雑化に伴い、患者や家族の医療事故に対する意識も高まってきており、安全で適切な看護の提供が求められていることから科目を設定していました。「災害・国際看護」では、自然災害が多発している昨今、災害時における適切な看護活動や、諸外国と協力した救援活動参加への期待が高まってきていることを考え、6日間のハワイへの海外研修も含めた科目としていました。「看護研究」では、看護における研究の基礎を学び、研究の一連の過程を体験することで、科学的思考や研究的姿勢を学ぶことをねらいとしていました。また、医療現場では在院日数の短縮化や診療群分類包括評価（DPC）の導入が進み、効果的・効率的な病院経営への看護職の参画が求められていることも考慮し、「看護管理」を科目に設定していました。

　ここで紹介するのは4年次に行っていた「技術統合」2単位60時間（**表2**）

表1　看護の統合と実践10単位（255時間）の構成

科目名	単位 （時間数）
医療安全	1単位 （15時間）
災害・国際看護	2単位 （30時間）
看護研究	2単位 （45時間）
看護管理	1単位 （15時間）
技術統合	2単位 （60時間）
統合実習	2単位 （90時間）

のなかの「在宅への移行期における看護」の一部です。この科目では、これまでに学んだ知識と技術の統合を図るために、急性期看護の展開から回復期看護の展開、病院から在宅への移行期の看護を学習します。また、卒業後の臨床実践に近いかたちで各疾患から看護を考えることができるように設定していました。

私が担当した「在宅への移行期における看護」10時間（5回）では、患者とのかかわり方や退院に向けての支援や調整、在宅看護の特徴を踏まえた支援・援助および認知症サポーター養成講座を学習します（**表3**）。

今回、授業デザイン*1,2を行ったのは、11・12回目の「退院支援・退院調整」の2コマの授業で、4年次前期に実施していた授業です。

この授業では、病院で行っている処置やケアが、在宅へと療養の場が変わっても継続でき、その人らしく生活を送るために、退院に向けて十分な準備と柔軟な調整の重要性を具体的に学ぶことをねらいとしています。これまでも、2年次、3年次の在宅看護論の授業で、介護保険を利用する場合のケアマネジャーや訪問看護師の役割について学び、在宅療養において本人や家族

表2　技術統合　2単位（60時間・30回）

回	学習内容
1～4	急性期看護の展開
5～7	対象に必要な援助の実施・評価
8～10	回復期看護の展開
11～15	在宅への移行期における看護
16～27	疾患から看護を考える（呼吸器・循環器・内分泌・脳・神経・消化器・代謝・性周期とホルモン）
28～30	治療と看護（点滴・輸液ポンプ・酸素ボンベ含む）

表3　在宅への移行期における看護　10時間（5回）

学習目標	1. 在宅に移行するための退院支援・退院調整が理解できる 2. 施設・病院における看護と在宅における看護のつながりを考えることができる 3. 認知症の方や家族へのかかわりが理解できる	
回	項目	授業内容
11・12	退院支援・退院調整	・在宅看護に移行するための退院支援・退院調整 ・多職種がかかわる必要性
13・14	在宅看護の特徴を踏まえた支援・援助	・在宅でのアセスメント（いつもと様子が違う？） ・急変に備えた状態・観察すべきポイントの視点
15	認知症サポーター養成講座	・認知症の方や家族への支援方法

がどのような生活を送りたいと思っているのか、その希望を確認することの必要性について、私は強調して伝えてきました。また、対象の生活背景を踏まえた個別性のある看護の大切さについては、他の各看護学においてもそれぞれの担当教員から学んできているはずです。そういったこれまでの学内での授業における学びと、基礎看護学実習Ⅰ・Ⅱ、成人看護学実習Ⅰや老年看護学実習Ⅰでの経験を、学生それぞれのなかで統合していくことをねらいとして授業をしていきたいと考えました。そのためには、学生全員が同じ事例で考えるよりも、3年次の1〜2月に行った成人看護学実習Ⅰで学生それぞれが受け持った事例をもとに、その患者への退院支援・退院調整を考えていくことで、より具体的に学べるのではないかと思いました。

とはいえ、入院期間の短縮化に伴い、実習期間中に退院される患者が多くなってきているため、学生がそうした患者を受け持っていた場合は、実習での経過や退院に向けての支援についての振り返りをするとともに、さらにどのような退院支援や退院調整を考えていくことが、よりよい支援につながるのかを再度考えていけるとよいと思いました。

また、実習期間中に退院にはならなかった場合は、退院後の患者の生活背景や療養環境をあらためて確認し、退院に向けて本人や家族の希望を大切にしながら、多職種でどのような連携や支援を行っていくとよいのかを、これまでの学習や学生どうしの交流をとおして具体的に考えられるような授業にしていきたいと思いました。そうすることで、この「技術統合」の授業をとおしてこれまでの学生の経験を統合し、今後の臨地実習においても、本人や家族の思いを尊重し、生活背景を大切に考えた看護を考えていけるようになってほしいと思いました。

さらに、私がこの「退院支援・退院調整」の授業デザインで大切に考えたことは、退院支援・退院調整をそれぞれの学生が頭のなかで考えるだけでなく、患者・家族の他にどんな多職種がかかわることで退院調整を行っていくのかも知ってもらい、より具体的に学習していく場にしていきたいということです。そのような取り組みが、これから各看護学実習で学生が新たに受け持つ患者の「退院支援・退院調整」を具体的に考えることにつながるのではないかと考えました。たとえば、疾患は同じであっても、在宅での生活や療養環境、本人と家族の思いやその関係性などはそれぞれ異なります。学生には、その背景によって必要な支援の内容や調整が異なっていくことを理解し、個別性のある看護を考えていく力をつけてほしいと思いました。

一方、これまでの授業のなかでは、自分で考えるというよりも教員に答えをすぐに求めようとする学生がいることを気がかりに思っていました。そこ

で今回の授業では、学生それぞれが患者や家族の状況を把握し具体的な支援を自分で考え、学生どうしも意見交換が積極的にできるようにしていきたいと思いました。

　以下で紹介する技術統合「退院支援・退院調整」の授業デザイン（**図1**）は、このような授業のなかで、学生たちの思考が広がり学びが深まっていくことを期待し、今後、看護師となっていくうえでの自信にも結びついてほしいと思い、取り組んだものです。

技術統合「退院支援・退院調整」の授業デザイン

■「学習者の実態」の把握

　今回の授業を行った学生は、4年生58名（男子8名、女子50名）です。このうち26名が20〜40歳代の社会人経験のある学生で、学年全体の約4割を占めています。社会人経験のある学生は、看護師の資格を取るという目標が明確なためか、何事もやり遂げようとする意思の強さを持ち合わせている学生も多く、また、高校卒業後に入学した学生たちには柔軟な思考もあり、全体的によく学ぶ姿勢が見られました。

　私は、この学生たちには、2年次に「在宅看護概論」、3年次に「在宅における日常生活援助技術」「在宅での医療管理と看護」「在宅看護過程」の授業を行ってきました。初めて2年次で「在宅看護概論」の授業をしたときには、自分から発言する学生が少なく、一見消極的に見えました。しかし、一人ひとりと話すと決して考えていないわけではなく、自己表現が苦手な学生が多いように感じていました。そして、学年が進むごとに学生たちから発言するようになってきて、少しずつ成長している学生たちとかかわれることを私自身もうれしく思っていました。

　また、当初は在宅看護のイメージとして、寝たきりの高齢者に対する介護が大変と思っていた学生が多かったのですが、学習を積み重ねたことで、高齢者だけでなく、子どもや障がいのある人も在宅看護の対象者であること、さらに、障がいがあっても、車いすや介護者と共に社会生活を送っているなど、学生のイメージも変化してきているように感じていました。

　今回の授業は4年次前期に行うので、学生は看護の統合と実践の「医療安全」「災害・国際看護」と各看護学の講義・演習はすでに履修していました。また、基礎看護学実習Ⅰ・Ⅱ、成人看護学実習Ⅰ、老年看護学実習Ⅰは3年次までに経験しています。臨地実習での受け持ち患者とのかかわりをとおして、看護師になりたいという気持ちが強くなり、知識を深めるとともに患者

図1 6つの構成要素による授業デザイン

4年次 看護の統合と実践 技術統合と実践 退院支援・退院調整 4時間

教授方略

・前半（11回目）の授業では、入院時から退院後の生活を見すえてかかわることの必要性について強調するとともに、退院調整のプロセスについてはイラストや図表を用いて、イメージしやすいように工夫する。入院前には入院時の疾患や治療歴・看護、家族状況、入院前に受けていたサービス、退院前に必要となる場所、患者本人・家族に必要となる社会資源の有無などを記載してもらう。

・後半（12回目）の授業では、前回記入したそれぞれのワークシートをもとに、退院支援内容をグループで発表してもらい、グループでの質問や意見交換をとおして、他者に伝えていく力をつけてもらう。退院支援の内容をより具体的に検討していくとともに、自分には足りなかった視点や自分とは異なる具体的に考える。また、このグループでのカンファレンス実施後には、カンファレンスで経験した知識や経験を広げていくことをねらいとする。

・最後に、各グループの学びについて発表してもらい、全体での共有を図る。ここで経験した自分の考えを他者に伝えることや、互いの意見を率り合わせることで、医療者の一員としてかかわる際のカンファレンスにも結びつけていく。

学習環境・条件

・看護専門学校3階、大教室（58名同授業）

・日当たりがよく普段授業を行っている教室。PC、プロジェクター、黒板使用可。

・グループワークを行うだけのスペースがある。

・グループワークは成人看護学習では異なるグループ5〜6名で10グループで行う。

・各グループ学生どうし自由に意見交換できるようにする。

・11・12回目の授業は退院である内容であるため、それぞれの受け持ち患者について考えた退院支援・調整についての説明を一人ひとりが行い、質問や意見交換の時間と退院調整を事前に掲示。

・グループワークは、それぞれの受け持ち患者について考えた退院支援・調整のカンファレンスのように、十分な時間が取れるようにする。

目標

1. 退院支援・退院調整における看護師の役割が理解できる。

2. 成人看護学実習Ⅰで受け持った患者に対して、退院に向けて、具体的に看護師が行う支援を考えることができる。

3. 退院する患者、家族への支援の必要性が理解できる。

4. 退院支援・退院調整において、多職種がかかわる必要性を知ることができる。

5. グループで意見交換をし、自分の考えを表現することができ、ひとを共有することで、考える視点を広げることができる。

ねがい

・退院指導を受ける際に、その人らしく生活できるための支援を考えられるようになってほしい。

・患者や家族にとってその立場になってかかわれるようになってほしい。（ひとときでも先輩になれるように）

・療養生活や家族の関係が変化していったりする。そのため、学生にはそうした視点から在宅看護に移行するための退院支援・退院調整を学んでほしい。

・在宅看護に移行するための退院支援・退院調整の必要性、多職種のかかわりをわかってもらいたい。

・同じ疾患であっても宅での療養環境や家族関係によって支援や援助の仕方が異なることを知ってほしい。

・病院における看護と在宅における看護のつながりを考えてほしい。

・成人看護学実習Ⅰでそれぞれが持った事例をもとに、グループで意見交換し、自分の考えを表現することとともに、学生どうしで学びを共有し、考える視点を広げていってほしい。

・グループワークで学びを有することをともに活発なカンファレンスができるようになってほしい。

学習者の実態

・3年課程4年修業看護専門学校4年次前期58名（男子8名 女子50名）20〜40歳、平均年齢は24.9歳。26名が社会人経験者の4割。

・社会人経験者は、看護師の免許を取るという目標が明確なため何事もやり遂げるという意欲の強さを持ち合わせている。また、現役生には多数の思考が全体的によく多彩が見られる。

・2年次に、「在宅における日常生活援助論（在宅での医療管理と看護」「在宅看護論、3年次に「在宅看護過程、自分から発言することが少なく一見消極的に見えるが学内演習では、受け持ち患者とのかかわりなり、学年が進むにつれ少しずつ成長している。なかには消極的に苦手とする学生も気持ちをもっている。受け持ち患者になりたいにあたり気になる。

・看護の統合と実践の医療安全、災害・国際看護、老年看護学実習に向けては、基礎看護の医療安全Ⅰ・Ⅱ、成人看護学実習Ⅰ・Ⅱ、基礎看護学実習Ⅰは3年次まで経験している。

教材の研究

・技術統合においては、2年次、3年次に学んだ在宅看護論での退院支援・退院調整の視点から在宅に移行する看護につながりにくいったりする「退院支援・退院調整」を学ぶことが必要である。

・思いを出し患者・家族が在宅から退院後の療養生活を選べるように、その自己決定支援として、患者・家族が在宅な情報を提供し、退院調整として、患者の自己決定を実現するために、患者の意向を踏まえて制度・地域サービス・福祉サービスを調整し、退院調整を成人看護学実習で受け持った事例をとおして具体的に学ぶことが大切だと考えた。

・技術統合は、その人の疾患だけでなく、"生活"まで考えるということは、在宅看護への移行となる際には、その人らしく生活ができる社会の現状からみて、退院調整の視点から在宅に学んでほしいと考えた。たとえば、入院中の食事は栄養士が調整し、訪問看護師、病棟看護師、それぞれの看護を提供する。食材の調達、調理、片づけ・ゴミ出しまで、退院後の貧者は自分で行うことができる。この人の具体的に確認できる必要がある。退院後の貧しい考えを学ぶことができる。緊急時の対応など、技術統合をすべて活用して、より具体的な看護を考えられる。で学んできた知識や実践経験をすべて活用して、具体的な看護で。

に合わせた看護ができるようにと、4年次の各看護学実習に向けて熱心に学習に取り組む学生の姿も見られていました。一方で、まだまだ自己表現が苦手な学生も見うけられ、自分の意見をグループで出し合っていけるのか気になる学生もいました。

■私の「ねがい」

このような「学習者の実態」から、「ねがい」を考えていきました。ところが、授業デザインを考えていくと、はじめは各看護学実習に向けて学習に取り組む成長した学生の姿を見て、退院する患者にかかわる病棟看護師と訪問看護師の連携の現状を学んでほしいと、教員としての思いが強くなりすぎ、一方的な「ねがい」になってしまいました。そのため、何度も何度もこの「退院支援・退院調整」の授業で何を学んでほしいのか考えたときに思い浮かんだのは、私自身が訪問看護を行っていたときに出会った、利用者や家族の方々のことでした。

在宅療養に向けて家族の介護負担を軽減するために、退院時に介護保険を利用し訪問介護を導入した事例では、他人が自宅に入ることで逆に気を遣って家族が疲れてしまい、支援につながらず再調整が必要でした。また、ストーマを造設し退院指導を受け在宅に戻った事例では、入院中はできていたパウチ交換が自宅ではうまくできず、以前の生活と異なることがさまざま生じて、利用者や家族の不安が強かったことがありました。私はそうした方々が、少しでもその人らしく自宅での生活が送れるようにと不安の緩和に努め、ひとときでも笑顔になれるようにかかわっていたことを思い出しました。

このような経験から考えたのが、「退院指導をする際に、その人らしく生活できるための援助を考えられるようになってほしい」や「患者や家族に寄り添ってその立場になってかかわれるようになってほしい」という「ねがい」です。また、住み慣れた自宅であっても、退院して療養生活を送っていくうえでは、これまでは問題とならなかったことも、利用者や家族の思いなどが変化していったり、「療養生活や家族の関係が変化していったりすることもあるため、学生にはそうした視点でも在宅看護に移行するための退院支援・退院調整を学んでほしい」と考えました。

そして、まずは受け持ち患者の退院までを考えて援助ができ、退院に向けての患者の変化に気づくとともに、その人の療養生活をイメージして援助を考えられるようになってほしいと思いました。また、患者の退院支援・退院調整は看護師だけでなく、いろいろな職種がかかわります。その連携の必要性も学習してほしいと思いました。さらに学生には、「成人看護学実習Iで

それぞれが受け持った事例をもとにグループで意見交換し、自分の考えを表現するとともに、学生どうしで学びを共有し、考える視点を広げていってほしい」と考えました。

■授業の「目標」

　「ねがい」が明確になったので、次に、この授業の「目標」を具体的に考えていきました。

　目標の1つ目に挙げた「退院支援・退院調整における看護師の役割が理解できる」では、病棟看護師と訪問看護師のそれぞれに役割がありますが、患者が自宅に戻っても、継続したケアが受けられるように考えることが大切だと思いました。そして、学生が具体的に退院支援を考えるためには、実際に学生それぞれが受け持った患者であるほうがイメージもつきやすく、取り組みやすいと考え、「成人看護学実習Ⅰで受け持った患者に対して、退院に向けて、具体的に看護師が行う支援を考えることができる」ことを目標にしました。また、患者や家族の気持ちに寄り添って考えることで、「退院する患者、家族への支援の必要性が理解できる」ことも目標にしました。

　一方、これから学生は看護師となって患者や家族とかかわりをもっていきますが、看護師以外のさまざまな職種との連携も重要であることから、「退院支援・退院調整において、多職種がかかわる必要性を知ることができる」を目標に加えました。

　さらに、「学習者の実態」や「ねがい」を踏まえ、「グループで意見交換し、自分の考えを表現するとともに学びを共有することで、考える視点を広げることができる」ことを目標としました。

■技術統合に向けての「教材の研究」

　今回の授業では、2年次、3年次に学んだ在宅看護論での退院支援・退院調整の視点を復習しながら、病院から在宅に移行する看護につなげられるように「退院支援・退院調整」を学ぶことが必要であると考えました。退院支援として、患者・家族が退院後の療養生活を自分で選ぶことができるように、その思いを引き出しながら必要な情報を提供していくことや、退院調整として、患者の自己決定を実現するために、患者の意向を踏まえて制度・地域医療・福祉サービスを調整し、入院中から在宅への移行期における看護を成人看護学実習Ⅰで受け持った事例をとおして具体的に学ぶことが大切だと考えました。

　また、在宅看護論では、病院のように医療機器や物品がそろっておらず、

訪問看護師が物品を準備して持参したり自宅にあるものを利用したりして限られた時間内で看護を提供するための対応が必要となることや、次回訪問日までの先を見通した看護を考えることの重要性を学んできましたが、この「退院支援・退院調整」ではさらに、退院後の療養環境や生活をイメージし、より具体的な援助を考えていくことが大切になると考えました。

　たとえば、入院中のベッドから車いすへの移乗が、自宅でも同じような位置で可能なのか、そもそも自宅の寝具は布団なのかベッドなのかなど、具体的な日常生活行動としてこれまでの学習や実習経験を統合して考えられることが重要になります。また、入院中の食事は配膳し下膳されますが、在宅であれば、食材の購入・調理・片づけ・ゴミを捨てるところまで、誰がどのように行うのか具体的に確認していくことになります。退院後の通院方法、緊急時の対処など、ここでは、在宅看護論だけでなくこれまで各看護学で学んできた知識や実習経験をすべて活用して、より具体的な看護を考えられることが大切だと考えました。

■グループワークの「学習環境・条件」

　この学年の学生たちがいつも授業で使用している教室は、講義やグループワークを行うのに十分な広さがあります。授業のなかで行うグループワークは、実習の状況を知らない学生どうしのほうが互いに情報を整理して伝えることが必要となるため、成人看護学実習Ⅰのグループとは異なる5〜6名の10グループ編成で、自由に意見交換ができるようにメンバーを検討しました。

　また、学生たちには11・12回目の授業は続いた内容であることと、グループメンバーを事前に掲示して連絡しておくことにしました。

　グループワークでは、それぞれの受け持ち患者について考えた退院支援・退院調整についての説明を一人ひとり行い、質問や意見交換の時間を退院調整のカンファレンスのように十分な時間がとれるようにしようと考えました。

■グループワークを中心とした「教授方略」

　「教授方略」では、「ねがい」に立ち戻りながらどのように授業を展開するのかを考えました。授業のはじめに、4午次になった学生たちには、これまで各看護学で学んできたことを踏まえて成人看護学実習Ⅰでそれぞれが受け持った事例の「退院支援・退院調整」をより具体的に考えていくこと、そして、グループで意見交換することで退院に向けてのカンファレンスとしていくことを伝え、これまでの学習と実習での経験を統合していく授業であることを意識してもらおうと考えました。

前半（11回目）の授業では、退院支援・退院調整が必要な患者の状態について説明し、入院時から退院後の生活を見すえてかかわることの必要性について強調するとともに、退院調整のプロセスについてはイラストや図を用いて、イメージしやすいように工夫しようと考えました。

　その後、学生それぞれが成人看護学実習Ⅰで受け持った患者の「退院支援・退院調整」を具体的に考えるために、ワークシートを用いて情報を整理してもらうようにしました。ワークシートには入院時の疾患や治療・看護はもちろん家族状況、入院前に受けていたサービス、退院する場所、入院前と違う患者や家族の状況の有無、患者本人・家族に必要な支援、導入が必要となる社会資源の有無などを記載してもらいます。ワークシートでそれぞれの患者の情報を整理することで、退院支援の具体的な内容が明確になり、グループでの意見交換がしやすいようにと考えました。

　後半（12回目）の授業では、前回記入したそれぞれのワークシートをもとに、退院支援の内容をグループで発表してもらうようにしたいと考えました。そして、グループでの質問や意見交換を退院に向けてのカンファレンスとしていくことで、他者に伝えていく力をつけてもらいたいと考えました。また、このグループでのカンファレンスでは、退院支援の内容をより具体的に検討していくとともに、自分にはなかった意見を聞いたり取り入れたりすることで、それぞれの学生の知識や経験を統合していくことにもつながるのではないかと思いました。

　さらに、カンファレンス実施後には、自分にはなかった意見をワークシートに追加記入してもらうようにしました。そして最後に、各グループから「退院支援・退院調整」についての学びを発表してもらい、全体で共有しようと考えました。また、自分の考えを他者に伝えることや、互いの意見をすり合わせることは、医療者の一員としてかかわる際のカンファレンスにも結びつくと思いました。

➡ 授業デザインをとおして考えたこと

　こうして6つの構成要素による授業デザインを行い、「ねがい」や「目標」を明確にすることで、学生に何を学んでほしいのかが具体的になってくると、これまでの私は漠然とした「ねがい」をもって授業に取り組んでいたように感じました。また、それぞれの構成要素を具体的に考えていくことで、私自身が大切にしていきたい看護をあらためて考える機会となりました。

　近年、地域包括ケアが展開されていくなかで、その人の生活を支える視点

での看護が重要視されるようになってきており、在宅での療養生活を支援する視点がますます重要になってきています。こういった視点は、看護学生のときから考えていくことが重要であり、今回、看護の統合と実践の技術統合の授業に「退院支援・退院調整」が位置づけられている意味を再確認することにもなりました。

　また、「退院支援・退院調整」を具体的に考えるにあたって、成人看護学実習Ⅰで学生それぞれが受け持った患者の状況をもとに進めていくことで、紙上事例では得られない、より具体的で個別性を意識した看護実践を考えることになるのではないかと感じました。そして、今回の授業では、これまでの学習や実習での経験を統合していく場として、学生どうしの意見交換やカンファレンスを取り入れることが、今後の実習での看護へとつながっていくのではないかと期待が膨らむとともに、看護教員として、このような学生の経験を統合する場としての授業を創る授業デザインの大切さを再確認することができました。

⟶ 技術統合「退院支援・退院調整」の授業の実際

　ここからは、こうして授業デザインを行って臨んだ技術統合「退院支援・退院調整」の2回の授業の様子と、授業リフレクションを行って確かめられたことを紹介したいと思います。

■11回目の授業の様子

　11回目の授業の導入では、退院支援・退院調整が必要な患者について、紙上事例ではなく、成人看護学実習Ⅰでそれぞれが受け持った患者事例の退院支援についてあらためて考え、その後グループでカンファレンスのようにお互いに意見交換することを伝えました。グループワークが苦手な学生が多いように感じていたため、学生がどのような反応をするだろうと緊張して伝えましたが、学生たちはグループワークをすることには素直にうなずいてくれました。学生のなかには、成人看護学実習Ⅰの記録物を手に取り、「あっ、〇〇さん元気かなぁ？」とか「初めてパンフレットを作製して指導した」など、当時のことを思い出している様子が見うけられました。

　そして、はじめに退院支援・退院調整が必要な患者の状態や入院時から退院後の生活を見すえてかかわることの必要性について、パワーポイントを用いて講義を行いました。退院調整のプロセスについては、学生がイメージしやすいようにイラストや図を用いて説明すると、授業資料を見ながら真剣に

聞いている様子がありました。また、患者や家族が退院後にどのような生活を送りたいと思っているのか、そのためにはどのような支援が必要となるのか、これまでに各看護学で学んできた知識も活用して考えてほしいことも伝えていきました。

その後、学生それぞれが成人看護学実習Iで受け持った患者の「退院支援・退院調整」を具体的に考えるために、ワークシートを配布し、患者の疾患・治療や看護、家族の状況、入院前に受けていた看護・介護サービス、退院する場所、入院前と違う患者・家族の状況、患者本人・家族に必要な支援、新たに導入が必要と考えられる社会資源などを記載して、患者の情報を整理してもらいしました。

ワークシートに取り組む様子を見て回ると、多くの学生は黙々と患者の情報を記載していました。また、なかには実習記録を見ながら近くの学生と実習のときの話をしている様子も見うけられました。実習のときの話をしている学生に「実習で、患者さんといろいろかかわることができたの?」と質問すると、学生は「はい。緊張したけど、一緒にリハビリをして退院するまでかかわれました」と話してくれました。「よかったね。そのかかわりをワークシートに整理してくださいね。このあとに、グループで内容を共有してほしいからね」と促しました。さらに、2年次や3年次に授業を行った際には、ワークシートへの記載もなかなか進まない学生が多かったイメージがありましたが、今回は、それぞれが受け持った患者の情報を、真剣にそして積極的に整理しようと取り組んでいる学生が多いと感じました。

ところが、そうした学生の姿を見て、私はいつも以上に緊張し、準備した授業内容に不足はないか、伝えたいと思っている内容が学生に伝えられるのか、一瞬不安になりました。そして、「なんだか、いつもと雰囲気が違うね。みなさんの学ぶ意欲を感じます」と全体に向けて話すと、「自分が担当した患者さんだから、身近に考えられる」「これからの実習にも役立てたいから」と返してくれる学生もいました。

一方、受け持ち患者とうまくかかわれなかったからと、ワークシートへの記載が進まない学生もいました。「どんな患者さんだったの? なぜ、かかわれなかったと思っているの?」と学生の思いを聞くと、学生は「大腿骨頸部骨折で手術を受けリハビリをされていましたが、一人でなんでもできる方だったから」と答えました。「ほんとに、一人でなんでもできていたの? 一人で行うことで危険なことはなかった?」と投げかけると、歩くペースと杖のタイミングが合わないことや、自宅の玄関前に階段があると患者が話していたことを思い出し、ワークシートに入院前と違う患者や家族の状況、患者

本人・家族に必要な支援、新たに導入が必要と考えられる社会資源などについて記載を始めました。

　このような学生とのやりとりをとおして、それぞれワークシートへの記載がおおよそできたところで、授業の終了時間が近づき、次の授業では今回記載したシートを用いて、グループで意見交換することを伝え、授業を終えました。

■12回目の授業の様子

　12回目の授業では、はじめにワークシートの記載がそれぞれできているかを確認してからグループワークを開始しました。グループメンバーは、授業デザインで考えたとおり、成人看護学実習Ⅰとは異なる5〜6名の10グループで構成しました。実習の様子を知らない学生どうしのほうが、情報を整理して伝えることが必要となり、事例を振り返るとともに、自分の考えを他者に伝えることになると考えたからです。まずは、学生それぞれが受け持った患者の状況と退院支援について、ワークシートをもとにグループメンバーに伝えてもらいました。そしてメンバーには、その内容を聞いて疑問に思ったことを質問したり自分の考えを述べたりして意見交換をするように促しました。

　あるグループでは、「自宅ではなく施設に入所する予定だったけど、入院前よりADLが低下したので入院前に利用していた施設とは別の施設を探していた。ケアマネジャーと家族が何度か話し合いをしているようだった」という学生に対して、メンバーから「どんな施設に入所する予定だったの？」とか「本人も不安だよね。退院までかかわれたの？」など、みんなが関心をよせて質問していました。学生は「退院まではかかわれなかったけれど、ケアマネジャーが何度も来て家族と話していたのは、介護保険の区分変更をするためだった」と返すことで、それが大切な退院支援であることがはっきりとしてきたようでした。

　また、別のグループでは、「胃がんの末期で骨転移もある方でしたが自宅に退院された」という学生の話に、メンバーから「えっ、家族は大変だね。社会資源をたくさん利用しての退院になったの？」と質問していました。「それが、一人暮らしの患者さんで生活保護を受けている」という学生の返答に、メンバーは「そんな状況でも自宅に帰るなんて不安じゃないのかと思った。私の考えにはなかったから…」と返していました。すると学生は「ケアマネジャーや訪問看護師さんが、入院中の本人のところに何度も様子を確認に来ていたのを見て、本当に自宅に帰るのだと思った。在宅の授業で観たDVDの患者さんと同じような独居という状況で、実習で受け持つとは思わなかっ

た」と話していました。そういったことから、このグループでは「自宅の様子をまず知ることが必要だよね」と話し合い、「福祉用具でベッドやサイドレールを借りたり、歩ける方なので家のなかを移動するために手すりをつけたりすることが必要ではないか」とか「自宅で生活するためには、生活援助の訪問介護の回数や時間を考えることも必要ではないか」など、あたかも退院時のカンファレンスをするように、グループで積極的な意見交換ができていました。このようなグループでのやりとりをとおして、その患者を担当していた学生は、訪問看護を毎日利用する予定であったことも合わせて、訪問看護師とケアマネジャーを中心に退院支援や退院調整が行われていたことが具体的にわかったようでした。また、福祉用具の会社、服薬管理を行うための薬剤師の訪問、在宅診療を担当する医師など、自宅への退院に向けて多職種のかかわりが調整されていたこともメンバーに伝えていました。

　一方、なかには意見交換がなかなか進まないグループもありましたが、それでも自分が受け持った患者の情報を伝えていくことで、徐々に質問をしたり答えたりということが増えていったようでした。このように、それぞれのグループで話し合う学生の様子を見ていくと、自分の意見を伝えたり他者の意見を聞いたりすることが、私が思っていた以上にできていて、これまでとは違う学生の姿に、学生の成長を感じることができました。

　グループワークの時間は、当初30〜35分と考えていましたが、話し合いの様子を見ながら10分延長して行いました。グループワークが苦手な学生が多いと思っていたので、時間を延長することになるとは思っていませんでしたが、学生の意見交換が積極的に行われたことをうれしく思いました。そして、グループワークで出た意見はワークシートに追加して記載してもらうように伝えていきました。

　その後、「退院支援・退院調整」について学べたことをグループで話し合ったあとに、それぞれ発表してもらいました。あるグループは、「入院前の生活を入院時から把握することが必要であったが、入院前の生活状況の情報がとれていなかったことがわかった。退院後の生活が入院前の生活とどのように違っているのか、本人や家族の状況を理解するための情報や、経済的な状況も把握することが必要であることに気づいた」と発表してくれました。また、「情報をとることに集中してしまうと、患者さんに対して事情聴取のようになってしまうので、聞くタイミングや聞き方も大切である」と発表してくれたグループもありました。さらに別のグループは、「患者や家族の意見を聞きながら調整することは必要であるが、必要以上に過度なサービスを導入することは、患者の自立にはつながらないと考えて退院支援や退院調整

することも必要である」と発表してくれました。たとえば、「転倒しないように注意が必要な場合、自力で歩行ができるのに転んだら困ると家族が訪問リハビリテーションの利用は望まず、車いすでの生活にしようと考えていた状況もあった」と伝えてくれました。そして、「病院でのルールと違って在宅での生活は患者や家族が中心だから、その人の生活を理解しないと退院支援や退院調整は難しい」「一人の患者にたくさんの医療・福祉の職種がかかわっていたことがわかった」などの多くの学びを聞くこともできました。

　このように、どのグループからも入院時から退院に向けてかかわることが必要であること、入院前の生活と異なってしまうことが予測される場合は、患者本人や家族の希望が実現できるような退院支援や退院調整が必要であることを発表してくれました。今回の発表を聞いて、学生たちは患者や家族の思いをとらえることを大切にして「退院支援・退院調整」を考えることができたのではないかと感じました。

　そして最後に、患者や家族に寄り添って、その立場になってかかわることが大切であると私も思っていることや、入院前と生活が変化することに戸惑う家族もいて、その戸惑いは決して悪いことではなく、生活の変化や家族の関係が変化していくうえでは、大切な過程であるととらえてほしいことを伝えました。一方で、在宅での療養生活には、公的制度に基づくサービスや専門職による支援以外にも、最近では住み慣れた地域でその方らしい自立した生活を継続していくために、近隣の人や友人、ボランティアや非営利団体（NPO）などの方々とも連携を図ったり、地域で支援する取り組みが行われたりしており、そうした活動は今後さらに拡大していくことが望まれていることも伝えて授業を終了しました。学生たちは、最後まで熱心にメモをとって聞いている様子がありました。

→ 授業リフレクションの実際

　今回の授業リフレクションは、他校の看護教員にプロンプター（聞き役）*3 になってもらい、「カード構造化法」*4 で行いました（**図2**）。

■印象カードとキーワード
　カード構造化法の印象カードは、『**学生の変化が感じられた授業**』でした。私は、2年次、3年次でも今回の学生と授業でかかわっていましたが、そのときの様子と違って、4年次になり授業に前向きに取り組んでいる学生の様子が見られました。グループワークも苦手な学生が多い印象がありましたが、

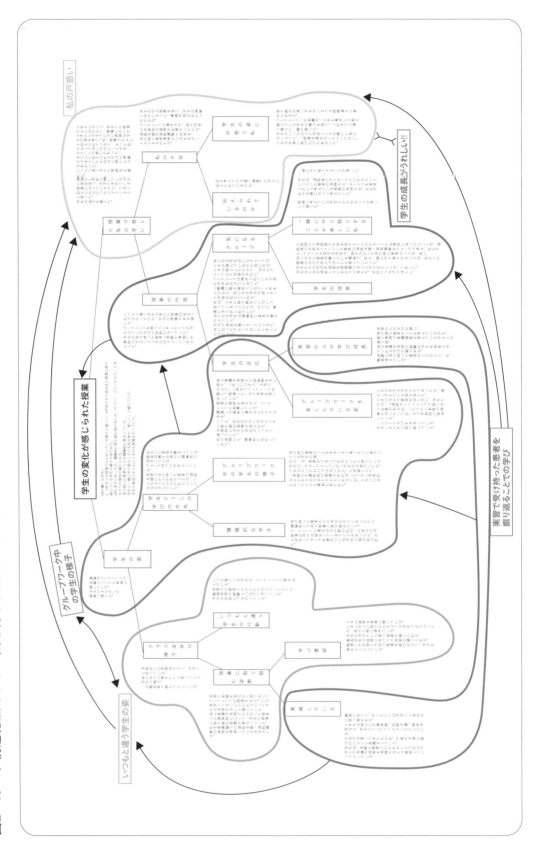

図2 カード構造化法のツリー図と得られたキーワード

積極的に退院支援・退院調整に取り組む姿から、学生たちの変化が感じられたことが印象カードに表れていました。また、実習で受け持った患者のことを積極的に発言する学生たちと一緒に、やりとりしている私自身も「楽しい」と感じていて、学生の発言にわくわくしながら授業を行っていたことも印象カードにつながっていました。

　そして、カード構造化法で得られたキーワードは、「いつもと違う学生の姿」「グループワーク中の学生の様子」「実習で受け持った患者を振り返ることでの学び」「私の戸惑い」「学生の成長がうれしい!!」の5つでした。

■キーワードの内容

　「いつもと違う学生の姿」 では、今回の授業は開始時から全体的に雰囲気がよく、授業資料にメモをとったり、積極的に取り組もうとしていたりする学生の姿をとらえていたことが確かめられました。また、2年次に行った在宅看護論での退院支援・退院調整の資料を持参している学生もおり、既習した学習と今回の授業を結びつけて、学びを深めようとしていると感じていたことも確認できました。さらに、これまでなら寝てしまっていた学生も、周囲の学生と同じペースでワークシートに書き込んでいて、実習での患者とのかかわりがよかったからか、臨地実習の経験とつなげて学べており、いつもと違う学生の姿があるととらえていたことが確かめられました。

　「グループワーク中の学生の様子」 では、学生は成人看護学実習Iでの記録物をもとにワークシートに記載した内容を、実習当時のことを思い出しながら熱心に伝えており、グループメンバーも真剣に聞きながら、疑問に思うことはその場で質問している様子が見られ、活発な意見交換が行えているととらえていたことが明らかになりました。受け持ち患者の情報を伝えている学生には生き生きした表情が見られていましたし、患者とうまくかかわれなかったと思っている学生にも、グループメンバーは、「それは大変だったね。でもできなかったわけじゃないから」と共感したり支え合ったりしている様子が見られました。また、各グループの学びを最後に全体で共有できたことで、学生どうしの学びを確認することもできました。

　「実習で受け持った患者を振り返ることでの学び」 では、成人看護学実習Iで受け持った患者のことを一生懸命に考え、実習での経験をこの授業で再度確認したり、他の学生に伝えたりすることで、受け持った患者を振り返ることでの学びが整理されたと感じていることが確認できました。全員が同じ紙上事例で考えるのではなく、自分が受け持った患者をとおして考えることで、学生は患者・家族の思いや生活背景をそれぞれ配慮して、より具体的な

「退院支援・退院調整」を考えることができたのではないかと感じていたことが確かめられました。実際に受け持った患者のことだからこそ、学生は一生懸命に考えることができ、このような成人看護学実習Iの経験は、学生を大きく成長させてくれる学びの場であったととらえていたことも確認できました。

「私の戸惑い」では、4年生になって、初めての授業だからなのか、教壇に立ったときから今までにない真剣な学生の姿を見て、「私、授業でちゃんと伝えられている？　もっと伝えなくてはいけないことがある？」と戸惑いがあったことが確かめられました。いつもは授業資料を配布していると、おしゃべりを始めたり、取り組みが遅かったりする学生もいましたが、今までにない真剣な学生の姿を見て、きちんと伝えられるだけの準備ができていたか自分に問いかける私がいました。また、ワークシートへの記載や、グループワークにも集中して取り組んでいる学生の様子を見て、これまでと違う様子に一瞬戸惑いも感じていました。しかし、学生のいつも以上に学ぼうとする勢いに負けないように、「授業を進めなくちゃいけない」と自分自身に言い聞かせていたことも確認できました。

「学生の成長がうれしい!!」では、2年次からかかわってきた学生たちがグループワークで、受け持ち患者のことを思って真剣に退院支援の内容を考えたり、積極的に意見交換したりする様子を見て、私自身も一緒にやりとりすることが楽しいと感じ、それをうれしく思っていたことが確認できました。

また、これまで気になっていた学生がいるグループにも、ワークが進んでいるか声をかけてみると、話し合った内容を話してくれて、簡潔にまとめて取り組んでいたことがわかり、これまでと違う様子に、学生の成長を感じていたことが確かめられました。

さらに、入院時から退院後の生活を見すえてかかわることの必要性に気づけたことや、退院後の生活をイメージした患者の退院支援・退院調整をグループで考えたり、グループワークが苦手な学生が、悩みながらも受け持ち患者のことを思い出しながら意見交換している場面で、私も一緒にやりとりしたりしたことは、私がこの授業のなかで学んでほしいと思っていたことであり、学生たちの学びや成長を直接感じることができたことがうれしく、この経験を自信に結びつけてほしいと思っていたことが確かめられました。

➡ 学生の学びを統合するということ

今回、私は授業デザインを行うにあたり、「退院支援・退院調整」の定義など一般的な内容を授業で伝えていくことが必要ではないかと考えていました。しかし、授業デザインを行っていくなかで、目黒悟先生や永井睦子先生に、授業で何を学んでほしいのかと、何度もアドバイスをいただき授業デザインを考え、自分自身が授業で大切にしたいと思っている「ねがい」に立ち戻りながら授業を組み立てることができました。

また、「学習者の実態」をよく把握することが必要であることも今回あらためて感じました。私は、2年次からかかわっている学生たちのイメージをそのまま現在の実態ととらえ、成人看護学実習Iを経験した学生たちの変化を細かく把握していなかったと気づきました。そのため、以前の授業での反応と違う学生たちの姿にとても驚くとともに、学ぶ意欲をもっている学生の成長を実感して、とてもうれしく感じたのだと思います。

学生は日々成長しており、特に臨地実習を経験することで、看護を考えることができるようになり、そのような学生の変化や成長に一瞬戸惑いましたが、成長した学生たちがグループワークで、自分たちが受け持った患者の退院支援や退院調整について生き生きと意見交換している姿を見て、いつの間にか私も学生たちと一緒にやりとりしていたことをとてもうれしく思いました。このような、学生たちとのやりとりから学生の学ぶ姿勢を感じ、私自身もていねいに授業したいと感じていたのだと思います。

さらに、紙上事例ではなく、それぞれの学生が成人看護学実習Iで受け持った患者で考えたことで、患者を身近に感じ、より具体的な退院支援や退院調整を考え、これまでの学生の学びや経験を統合することができたのではないかと感じました。学生一人ひとりが熱心に考え、また、そうした学生たちと共に授業を創っていくなかで、学生の学びを統合するというのはこういうことなのかと実感することもできたように思います。

➡ 今後の授業に向けての手がかり

今回、授業デザインの6つの構成要素で授業を考え、自分が大切にしている看護を振り返ることができました。成人看護学実習Iの受け持ち患者の事例から「退院支援・退院調整」を考えることは、学生にとっては具体的にイメージがしやすく、自分自身のかかわりを振り返る機会にもなったと思いま

す。また、これまでの学生の学びと経験を統合するということを私自身も実感することができ、学生と共に授業を創ることができたと思いました。このような授業を今後も続け、一人ひとり個別性のある看護を考える授業を創っていきたいと思いました。

一方、今回のグループワークでは、学生間での意見交換を行い、それぞれが具体的な退院支援や退院調整を考えることはできましたが、今後は、多職種との連携を含めて、具体的な退院調整や連携方法などまで考えられるように、グループワークを、患者、家族、看護師のほか、多職種を含めた退院調整カンファレンスとして発展させていくことも検討したいと考えました。退院調整カンファレンスにどのような職種が参加しているのか、実際にロールプレイなどを取り入れ、より体験的に学べるような授業のデザインにも挑戦していきたいと思いました。

2022年4月から看護基礎教育のカリキュラムが改正となりました。看護基礎教育も病院中心から地域・在宅中心へと変わり、ますます、患者一人ひとりに合わせた「退院支援・退院調整」が求められる時代となってきています。

新カリキュラムに伴い、「看護の統合と実践」で行っていた技術統合「退院支援・退院調整」は、「地域・在宅看護論」のなかの多職種連携「退院支援・退院調整」へと位置づけが変更になりました。しかし、「退院支援・退院調整」は今までと同じように、患者や家族に寄り添って、その立場になってかかわることが大切であることや、一人の患者の退院にいろいろな職種がかかわっていることを、より強調して学生に伝えていくことが重要になってくると思います。また、社会的変化を受けて、退院する場所も異なり、入院前の環境と大きく異なることも視野に入れて、その人の退院後の暮らしの支援や調整も大事な看護の1つであることを学べるようにしていくことが大切だと考えます。そのためには学生が「退院支援・退院調整」を自ら考えていくことができるように、学生が臨地実習で受け持った患者事例の活用も継続していくことが大切だと思います。

これからも、学生一人ひとりの経験を大切にし、学びを深めていけるような授業が広く実践されていくことを願っています。

（原　紀子）

看護の統合と実践

学生が自分自身の学びを統合していくために

■原先生の実践が示唆するもの

ここでは原紀子先生に、「看護の統合と実践」のなかから、技術統合「退院支援・退院調整」の授業デザインと実際の授業の様子、さらに授業リフレクションまでの一連の過程を紹介してもらいました。前にも述べたように、「看護の統合と実践」は、複数の科目を寄せ集めたような構成になっています。そのため、「統合」とはいっても、学生が自分自身の学びを統合していくということとは、ほど遠いように思えることを指摘しましたが、原先生の実践に触れて、読者の皆さんはいかがだったでしょうか。

原先生の実践は私たちに、学生が自分自身の学びを統合していくとはどのようなことなのか、そのためには何を大切にする必要があるのかを教えてくれるように思います。

■授業における経験の意味

原先生による報告を読んでいただければわかるように、そこには、ワークシートの記載からグループワークに至るまで、先生自身が一瞬不安や戸惑いを感じるほどの「学生の真剣な姿」や「集中して取り組んでいる様子」、時間を延長してなおも続く「積極的な意見交換」、さらに授業の「最後まで熱心にメモをとって聞いている様子」など、退院支援や退院調整ついて、学生一人ひとりが積極的に考えている様子がみずみずしく描かれています。

原先生が、このような「いつもと違う学生の姿」に出会い、「学生の成長がうれしい!!」と感じることができたのも、授業デザインのなかに、「『退院支援・退院調整』を具体的に考えるにあたって、成人看護学実習Iで学生それぞれが受け持った患者の状況をもとに進めていくことで、紙上事例では得られない、より具体的で個別性を意識した看護実践を考えることになるのではないか」と考え、明確に位置づけたことが大きいと思います。

長年、私たちが取り組んできた「授業デザイン」は、授業の場に臨むにあたっての準備として、自分の「実現したい授業の方向」すなわち「ねがい」を明確にすることに主眼をおいたものであることがよく知られていますが、同時に、学習者の「経験の変容・成熟・発展の過程」として授業を考えると

いうことにも大きな主眼があります*5。

　本書のなかでも、たびたび学生の経験を大切にすることの重要性について
コメントしてきましたが、講義・演習・臨地実習の別なく、私たちが授業に
おける学習者の「経験」を重視するのは、「経験」が他の誰にも取って代わ
ることのできない、その人自身のものであり、その人自身による自らの「経
験」の意味づけこそが、「学ぶ」ということの本質にほかならないと考えて
きたからです。

■「経験の変容・成熟・発展の過程」として授業を考える

　「腑に落ちる」とか「身に沁みてわかる」といったことばがありますが、
「経験」が自分にとっての「意味」になるということは、わからなかったり、
できなかったりした頃の自分が、わかるようになった自分や、できるように
なった自分へと、まるで別人のように経験が大きく「変容」してしまうとい
うことです。このことは、わかるようになった自分や、できるようになった
自分が、わからなかったり、できなかったりした頃の自分には戻れなくなっ
てしまうということを思い浮かべてみれば理解しやすいと思います。それは、
その人自身のそれまでのものの見方・考え方・感じ方がすっかり変わってし
まうような、大きな出来事かもしれないのです。

　ところが、こうした「経験の変容」は、看護教員や実習指導者のように、
すでにわかっている人・できている人にとっては、些細なこと・当然のこと
のように思われるかもしれません。しかし、学習者にとっては、そうした「経
験の変容」の繰り返しが「経験の成熟・発展」へとつながっていくのですし、
人間的な意味での「成長」とは、元来、このような「経験の変容・成熟・発
展の過程」をいうのだと思います。

　この点で、成人看護学実習Ⅰで学生が自分の受け持った患者の「退院支援・
退院調整」を考えるという原先生の学生の経験を大切にした授業デザインは
秀逸です。また、授業デザインの段階で「患者や家族が退院後にどのような
生活を送りたいと思っているのか、そのためにはどのような支援が必要とな
るのか、これまでに各看護学で学んできた知識も活用して考えてほしい」と
明確に意識し、授業のなかで実際にはたらきかけを行っていることも、学生
の経験を大切にするという意味で見逃せません。

　こうしてみると、原先生が出会った「いつもと違う」成長した学生の姿や、
学生との間に生まれた「楽しい」やりとりの数々は、「経験の変容・成熟・
発展の過程」として、今回の授業が一人ひとりの学生にとって意味ある経験
の場になっていればこそその必然だったようにさえ思えてきます。

■カリキュラムを創るということ

そもそも、これまでの経験、今、ここでの経験、そして未来へとつながる経験をつむいでいくのは、ほかならない学生自身です。よく講義で教えたことを臨地実習に活かしてほしいという教員の声を耳にすることがありますが、意外にありそうでないのが、臨地実習の経験を講義につなげていくような実践です。

原先生の実践が教えてくれるように、学生が自分自身の学びを統合していくためには、毎時間の授業をどうするかで汲々とするのではなく、もっと大きな文脈のなかで、学生の「経験の変容、成熟、発展の過程」を支えていけるような授業の場をデザインしていくことが大切になってくるのはもちろんです。むしろ、それが本来の意味での「カリキュラムを創る」ということなのです。

一般に「カリキュラム」といったときに皆さんが思い浮かべるのは、指定規則を踏まえて「学習者が通るべき道筋」として、あらかじめ教えるべき内容を配列して、そこに授業時間を配当した「計画表」のようなものではないかと思います。そして、こうしたカリキュラムに則って進められていくのが日々の授業であると考えられているのではないでしょうか。

しかし、「授業デザイン」の提唱者である藤岡完治は、「授業とカリキュラムは別々のものではない。授業はカリキュラムの具体的な展開の姿であり、カリキュラムは授業において生まれ、授業のなかで評価される」[*6]と述べています。

あらかじめ計画されたカリキュラムとして、それぞれの看護学の教育内容があって、それぞれの講義や演習、臨地実習における目標やねらいがあるのはいうまでもありません。けれども、目標やねらいの達成は、形のうえで教育内容の習得を意味するとしても、「腑に落ちる」「身に沁みてわかる」というように、実際にそれが学生の側で「本当の意味でわかる」のは、ずっとあとになってからなのかもしれないのです。

原先生が示してくれた、学生が自分自身の経験をつむぐのを支えていくような「看護の統合と実践」の授業がますます拡がっていくことを期待しています。

（目黒　悟）

"学生が学びをつなげられるようにかかわることの大切さ"

　かねてより、「看護の統合と実践」における授業においては、どのような看護を教えたらよいのか悩んでいましたが、私のなかでは、臨地実習で学生それぞれが経験したことを授業に結びつけたいということを漠然と考えていました。しかし、今回は授業デザインを行い、学生に学んでほしいことや私の経験から伝えたいことを明確にすることができたと思っています。そして、授業リフレクションを行うことで、私自身が大切にしている看護を振り返る機会にもなりました。

　あらためて今原稿を見直してみると、これまでの私は、授業を行うからには学生に教えなければいけないと考えていたことにも気づきました。しかし、看護の統合とは、学生がこれまでの学習や臨地実習の経験をとおして、自ら学びを統合しながら成長していくことなのではないかと再確認できました。そして、成長した学生のことばや反応から、教員である私自身の変化と成長も感じることができ、やはり、授業は学生と共に創っていくことが重要であると実感しました。

　あるとき、臨地実習をしていた学生から、「授業で教えてもらった内容が、実習で実際に患者さんとかかわることで本当の意味が理解できました」と言われました。このことばを聞いて、学内の学習と臨地実習での経験をつなげていくことは、私が「看護の統合と実践」の授業で大切にしてきたことだと考えることができました。それは、私自身も教員として学生から成長させてもらえたと感じた瞬間でもありました。

　このような、学生と共に学び合える授業を行うために、授業デザインや授業リフレクションを、多くの先生方に取り組んでいってもらいたいと思っています。

（原　紀子）

引用・参考文献

★1 目黒悟：看護教育を創る授業デザイン：教えることの基本となるもの，メヂカルフレンド社，2011.

★2 目黒悟，永井睦子：看護の学びを支える授業デザインワークブック：実りある院内研修・臨地実習・講義・演習に向けて，メヂカルフレンド社，2013.

★3 目黒悟：看護教育を拓く授業リフレクション；教える人の学びと成長，メヂカルフレンド社，2010，p.62-67.

★4 前掲書★3，p.24-35.

★5 前掲書★2，p.11-12.

★6 藤岡完治：新カリキュラム評価の視点と方法；看護教育新カリキュラム展開ガイドブックNo.2，医学書院，1996，p.40.

看護学の連携

できそうでできない!?
看護学の連携

　本書ではこれまで、基礎看護学、地域・在宅看護論、成人看護学、老年看護学、小児看護学、母性看護学、精神看護学、看護の統合と実践について、それぞれの講義・演習を中心に授業デザインと授業リフレクションの実際を紹介してきました。そこで、最後に取り上げておきたいのが、看護学の連携についてです。

　2022年からの新カリキュラムでは、領域横断の教育や柔軟なカリキュラム編成ということがいわれてきましたが、単に指定規則上の整合性を整えるだけで、看護基礎教育が豊かになるとは思えません。「看護の統合と実践」のところでもコメントしたように、カリキュラムに命を吹き込むのは、1つひとつの授業にほかなりませんし、学習者の経験を大切にした日々の授業の積み重ねがカリキュラムを創るのだといってもよいでしょう。この意味で、看護学の連携を考えることはとても有益なことだと思います。

　たとえば、各看護学で行われている「概論」の授業について見てみると、統計や法律・制度、発達課題など、重複する学習内容も少なくありません。また、扱う内容の幅広さから、臨床の現実と離れてしまい、学生が興味・関心をもちにくいだけでなく、担当する教員から、口々に「概論の難しさ」を聞くこともしばしばです。

　ですから、授業を担当する教員間で、互いの授業デザインを交流し、各々がどのような「ねがい」をもって授業に臨もうとしているのか、そこでの学習内容をどのように解釈しているのかを知り合い、連携して授業を行うことが大切です。本稿で紹介する成人看護学概論と老年看護学概論の連携の試みは、その好例だといえるでしょう。

目黒　悟

成人看護学概論と老年看護学概論をつなぐ

→ 成人看護学概論と老年看護学概論の連携に向けて

　本校は2年課程昼間定時制修業年限3年の看護専門学校です。ふだん学生たちは、午前は病院や施設で准看護師として勤務しながら、午後から学校に通ってきており、1年次は、基礎分野、専門基礎分野、専門分野Ⅰ、専門分野Ⅱと履修していきます。

　ここで紹介する成人看護学概論（1単位、30時間）と老年看護学概論（1単位、30時間）は、1年次の1月から3月までに行ったものです。この時期は、各看護学の概論が進んでいきます。学生は17名で、男性4人、女性13人、年齢は20〜40歳代です。女性のうち9人は子育て中で、准看護師としての経験が長い人がいることもこのクラスの特徴です。また、病院や施設で勤務する学生が多く、入所者や入院している高齢者とは日々かかわっています。

　日頃の学生の様子は、誰もが1つひとつのことに一生懸命に取り組むことができ、真面目である一方、授業中の反応が表情や態度に現れにくいという印象がありました。私たちは、このクラスの担任と副担任として、学校生活を楽しく過ごしてほしいと思っていました。また、学習やさまざまな経験を積み重ねることを意識してほしいと思っていました。

　以下ではまず、私たちがなぜ成人看護学概論と老年看護学概論を連携して取り組もうと考えたのかをお話ししたいと思います。

■成人看護学概論担当者の立場から

　私は、2017年度に成人看護学概論の授業を初めて担当しました。その授業が終わりに近づいた頃に、「成人看護学概論で学んだことが、老年看護学の授業で活きてきている」と、老年看護学概論担当者の尾田嘉代子先生からことばをかけてもらいました。"成人は成人、老年は老年"とそれぞれの授業で完結させるのではなく、「成人看護学」と「老年看護学」の学習を、学生たちがつながりをもって学んでいることを知るうちに、授業を行っていくことや学生の反応を見ることを楽しく感じる私がいました。

　その当時、授業デザイン[1,2]は担当者がそれぞれ行ってはいたものの、互い

の授業デザインを確認していませんでした。そこで、2018年度は授業デザインをお互いに見せ合い、連携して授業を行うことで、よりいっそう学生も教員も、「成人から老年へと人生のつながり」を意識することができるのではないかと考え、私のほうから尾田先生に提案してみることにしました。

　成人看護学概論の授業では、「生活習慣が大切だ」と話していても、学生にはなぜ大切なのか、理解しにくいのではないかと感じていました。老年期までの将来を見すえて今の生活を見直すことができれば、成人期で大切な看護にもつながっていくのではないかと考えました。

　また、尾田先生とはこのとき、担任と副担任であったということもあり、一緒に授業をつくっていけるのではないかと思ったことも、この取り組みを後押ししてくれたと思っています。（角折）

■老年看護学概論担当者の立場から

　私は、老年看護学概論の授業を2016年度から担当していました。初めて担当したときは、概論ということばの響きから、授業内容は法律や制度を主に扱う内容で、対象となる高齢者とも自分ともかけ離れたイメージが強くありました。また、教員経験が少ないことや自信がもてなかったことから、「やりたくない」「概論は経験を積んだ先生がやるものでは？」「責任が大きそう」という気持ちが拭えませんでした。

　しかし、授業デザインに取り組んだことで、「老年期にある人を尊敬できるように！」「自分の将来のこととして対象にあった看護を考えられるようになってほしい」など、老年看護学概論の授業においての私の「ねがい」が確認でき、学生が自分の理想の80歳を考えることをとおして、生活者としての対象理解を深めていけるように工夫して授業を実践していくことができました。また、「ねがい」を確認したことで、社会や時代背景の理解が対象理解を深めるためにも大切なことだと考え、法律や制度にも関心がもてるように身近な題材を扱ったり、時代背景を理解しやすいようにクイズやテレビドラマを授業に取り入れたりしていました。

　角折未樹先生から一緒に概論の授業を進めてみたいと提案されたのは、2018年度の老年看護学概論の授業を準備していた時期でした。それまで2年間実施した授業をとおして、高齢者は身近な存在だと伝えているのに、実習になると学生と高齢患者との距離が遠いと感じていたので、成人看護学概論との連携が図れると、成人期にある学生と高齢者の距離が縮まるのではないかという期待をもって取り組み始めました。（尾田）

⟶ 成人看護学概論の授業デザインで大切にしたこと

　現在、わが国は超高齢化社会にあるなかで、成人期以降の人生も長くあります。しかし、生活習慣病などの増加に伴い、疾病とともに生活する方々が多くいらっしゃいます。そういった背景から、成人看護学概論では、「健康でその人らしい老年期を迎えてもらうために疾病の有無を問わず対象者の健康状態をアセスメントし、維持・向上していくために必要な力を身につけてほしい！」という「ねがい」を考えました。

　また、そのときに必要な看護師の役割として、支援や教育ということが必要になります。私は成人看護学概論を担当する以前から成人看護学実習の指導を担当していましたが、そこでは、学生から「パンフレットを作ってきていいですか？」と聞かれることがたびたびありました。「なぜ、この方にパンフレットが必要だと考えたの？」と質問すると、「必要だと思って」と答えが返ってくることもよくありました。対象者の理解度やニードを把握し、アセスメントしたうえでの計画であることが少なく、学生のなかでは「ただ指導をすればよい」というような思考になっている印象を感じていました。

　そうした経験から、私は成人看護学概論において、「対象者を生活者としてとらえて、対象者が持っている力を最大限に引き出す看護を提供できる看護師になってほしい。そのベースを育てたい」、「対象のことを理解したうえで、"指導"を考えられる看護師になってほしい」という「ねがい」をもって、授業デザインを行いました（**図1**）。

　今回、授業する学生は、准看護師として高齢者と接することは多いのですが、成人期を過ごしている患者と接することは少ないと考えていました。学生が成人期の対象には指導しなければならないと考えるのではなく、成人学習論やオレムの理論を学ぶことによって、対象者は生きるために必要なさまざまな力や能力を持っていて、どこの何を支援すれば、健康を維持していけるのかなど、学生一人ひとりが何か1つでも感じたり気づいたり、自分で考えることができるような授業にしたいと思っていました。

　なかでも、自分自身や対象者がそれぞれ持っている力や強みに視点を向けることの大切さに気づけるような授業ができたらいいなと思い、授業の1回目には「自分史」を描き、それをクラスメートに表現することから始めるようにしました。学生個々の今があるのは、これまでの経験の積み重ねであること、誰一人同じ人生を歩んできていないことを知ることで、互いを尊重し合うことができると考えました。そして、そのように対象者の力を信じたり、

図1　成人看護学概論の授業デザイン

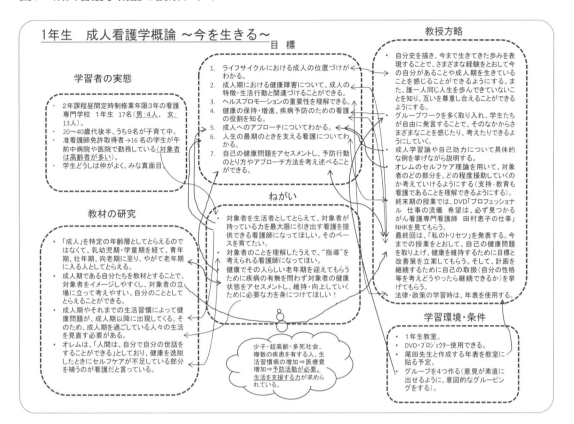

　尊重したりする姿勢で対象者とかかわることは、「健康でその人らしい老年期を迎える」ための成人期の支援につながることを、学生がイメージできるように授業をデザインしていきました。

　また、学生が気づき、感じ、考えるために、授業のなかではグループワークを多く取り入れ、学習を積み重ね、その集大成として、学生個々の健康問題につながる可能性のある生活上の問題を取り上げ、改善していくための自分自身の「トリセツ」を作成できるようにしました。

　さらに、最期のときを支える看護師としての役割では、亡くなる直前まで「希望」を支えるということを、学生それぞれが感じることができるようにと考え、DVD鑑賞を取り入れました。DVDを見ることによって生まれたさまざまな思いを、今後、看護師になったときにふと思い出すことができ、対象者の「希望」を支えることにつながればと考えました。

　こうして、授業デザインを行ったことで、学生が"今を生きる"自己を見つめながら、"今を生きる"成人期にある人々の力を最大限に引き出す看護が提供できる土台づくりとなるような授業をめざしていきたいと思うことができました。（角折）

→ 老年看護学概論の授業デザインで大切にしたこと

　私は、これまで行ってきた2年間の老年看護学概論でも、「老年期にある人を尊敬できるように！」「自分の将来として、高齢者をとらえられるようになってほしい」とねがってきましたが、それは今回の授業デザインにおいても変わることはありませんでした（**図2**）。とはいえ、今回授業をする学生は、私が担任しているクラスだったので、「互いの考え方を尊重しながら話し合い、視点が増える実感を得てほしい」「表現する力を身につけること・人前で話すこと・意見を言えること」「看護をするときにはこの力が大事ということが伝わってほしい」など、クラス全体と個人の成長を期待している担任としての「ねがい」も大切にしていきたいと思いました。

　また、本校の学生は、入所者や入院している高齢者と接する機会が多く、衰退や喪失へ視点が向きやすいので、健康な生活を送る高齢者を理解することも重要であると思いました。そこで、いきいきと生きがいをもって生活している高齢者を"バラ色"と表現し、"バラ色の80歳の○○"と学生が自分

図2　老年看護学概論の授業デザイン

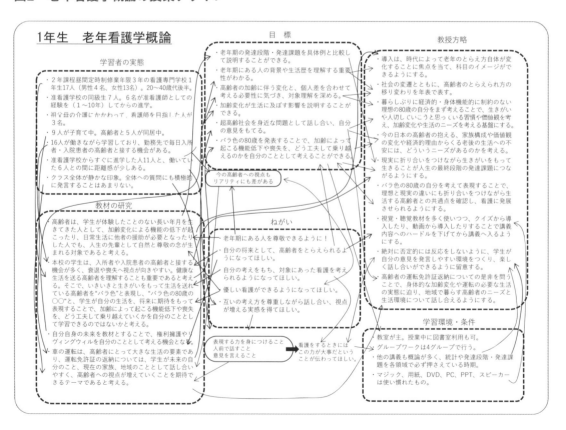

の生活を、将来に期待をもって表現することで、加齢変化によって起こる機能低下や喪失をどう工夫して乗り越えていくか、自分のこととして学習できるのではないかと考えました。

　さらに、本校が位置する島根県は、全国でも高齢化率の高い地域で、面積の85％以上が過疎地域となっています。この状況で生活している高齢者の生活の現実を、学生には自分たちの地域のこととして考えられるようになってほしいとも思っていました。そこで、高齢者の運転免許証返納の是非をテーマとして扱うことで、学生が将来の自分のこと、現在の家族、地域のこととして話し合いやすく、高齢者への視点が増えていくことが期待できるのではないかと考えました。また、学生たちは同時期に各看護学の概論の授業を並行して学習しており、統計や調査結果をどう読み解くのか、それがどのような時代背景と重なって法律や制度・施策となっているのかを、覚えるだけではなく、身近な社会問題として考えるきっかけにできればと思いました。

　看護は、決まった答えが１つだけではなく、そのことに真摯に取り組み続けていけるようになることが重要です。授業デザインを行うことで、その姿勢を伸ばせたらいいなと考えることもできました。学生どうしでより深い話し合いを進めるためにも、授業内容に興味・関心を寄せられるような導入を毎回工夫するとともに、自分の考えをもち、視点を増やしていくためにも、具体的に考えて話し合うための時間が十分にとれるよう、意識して授業を進めていこうと思いました。（尾田）

➡️ 連携して授業を行うために

■授業デザインの交流

　こうして、できあがったそれぞれの授業デザインを見せ合い、自分が大切に考えていることを話してみると、成人看護学概論でも、老年看護学概論でも、「看護の対象者を生活者としてとらえる」ことを大切にしていることが確認できました。互いに同じ視点で考えていたことにうれしくなり、「すてきだな」と感じました。そして、どうすれば対象者を生活者としてとらえるということが学生に伝わりやすいのかを話し合っていくことで、これまで老年看護学概論で学習内容ごとに用いていた「年表」を、思い切って大きな年表にして、いつでも目に入るように教室の壁に貼り、成人看護学概論の授業でも一緒に使っていくことを決めました。

■単元構想図の作成

　このように連携した取り組みを目黒悟先生に相談すると、「学生が今何を学んでいるのか、地図のように見えるものがあるといいよね」というアドバイスをいただきました。そこで、**表**に示したような成人看護学概論と老年看護学概論それぞれの組み立てを踏まえたうえで、単元構想図をつくることになりました。

　はじめは、絵を描いてみたり、図にしてみたり、どうしたら学生に示すシラバスと併用ができるのか、何日か頭を抱えましたが、人の人生を2つの科目で一緒に進むには、線路や道のイメージがしっくりくるのではないかと考え、最終的に「人生ゲーム」をモチーフにした単元構想図（**図3**）ができあがりました。

　この単元構想図には、看護者として、対象者を"生活を営む人"としてとらえることができるようになることと、老年期を見すえて、成人期の今を生きる人を知ることで、看護に発展させる能力のベースを育むことにつなげたいという、私たちが授業で大切にしたいことが表現されています。また、ゴールに至るまでの道に示してあるコマは、**表**のなかの成人看護学概論と老年看護学概論の授業の回数とリンクしています。さらに、コマから出ている吹

表　各授業の組み立て

成人看護学概論 1 単位 30 時間・15 回		
回	授業内容	備考
成 - ①	成人とは	自分史
成 - ②	成人期の特徴	グループワーク
成 - ③		発表
成 - ④	健康とは	講義・グループワーク
成 - ⑤	成人を取り巻く環境	
成 - ⑥	成人の健康問題	
成 - ⑦	成人の健康の状況	
成 - ⑧	成人を守る法律・政策	年表
成 - ⑨	成人への看護とは	講義・グループワーク
成 - ⑩		
成 - ⑪	人生の最期のときを支える看護	講義
成 - ⑫		DVD
成 - ⑬	「私のトリセツ」作成	個人ワーク
成 - ⑭	「私のトリセツ」	発表
成 - ⑮	まとめ	

老年看護学概論 1 単位 30 時間・15 回			
回	授業内容		備考
老 - ①	老年看護の対象の変遷		講義
老 - ②	社会背景	社会の変遷・人口動態・世帯構成の変化・法律・制度の変遷	講義・グループワーク 年表
老 - ③			
老 - ④			
老 - ⑤	老化と生活	身体の加齢変化・フレイルと活動範囲・高齢者の権利擁護・虐待・身体拘束・地域での暮らし・地域包括ケアシステム	講義・グループワーク 年表
老 - ⑥			
老 - ⑦			
老 - ⑧			
老 - ⑨			
老 - ⑩			
老 - ⑪	高齢者の運転免許証返納の是非		グループワーク
老 - ⑫			
老 - ⑬	リヴィングウィル		グループワーク・講義
老 - ⑭			
老 - ⑮	「バラ色の80歳」		発表

図3　単元構想図

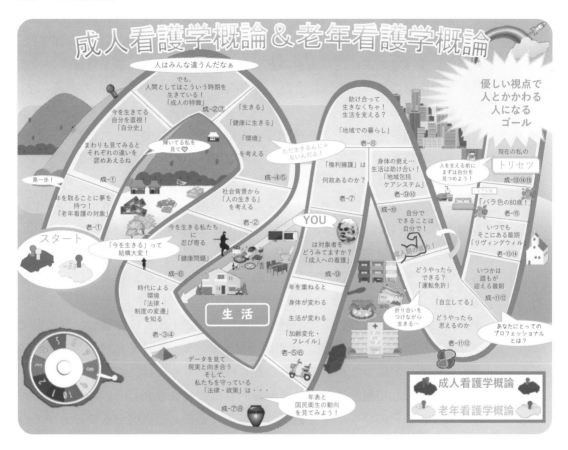

き出しは、教員から学生へのメッセージや投げかけになっていて、学習のヒントになればいいなと考え、ところどころに入れました。そして、授業の各回を進めていくと「優しい視点で人とかかわる人になる」というゴールに到着するようになっています。これは単元構想図の作成過程で、互いの授業デザインを確認し合い、それぞれの「ねがい」につながる学生への期待を共有したうえで、ことばに表したものです。

■教授方略の共有と学習内容の検討

　単元構想図とともに、連携して授業を行うために工夫したこととして、壁に貼った年表を共通に用いることはすでに述べましたが、他にも、成人・老年で学生のグループ編成を共通にし、それぞれの概論で大切な学習内容を、グループワークで学生たちが話し合うことをとおして学べるように工夫しました。また、学生が自分自身を教材にして考えていけるようにしたことも共通しています。そして、それぞれ15回の学習内容をどう学生が発展させてい

くことができるのかということについても相談を重ねることができました。

そのなかでも、双方の科目での「終末期」については、特にお互いが悩んでいる内容でした。成人期では、誰もが経験するものではなく、老年期では、最終的にすべての人に訪れるものという違いがあります。成人看護学の視点と老年看護学の視点から話し合い、授業内容を一緒に検討しました。そして、成人看護学概論では、デスエデュケーションの必要性や最期のときを支える看護師の役割などを、老年看護学概論では、発達課題である統合や英知に向け、ライフストーリーやリヴィングウィル、人生の有終の美を飾るケアにつなげたいと、アプローチの仕方を明確にできました。

さらに、それぞれ授業で、人間・環境・健康・看護のどの要素を扱っているのかを、互いに学習内容として再確認しました。なかでも環境については、地球環境の変化・災害および人口の増加や生活様式の変化を、成人期では生活環境や労働環境の学習内容として扱い、老年期では高齢化率や世帯構造の変化として扱っているという関連性が明確になりました。その環境の変化が、社会の変化となり、法律や制度、施策の制定・改正に影響し、成人期では、健康日本21やがん対策、老年期では、公的年金制度や地域包括ケアシステムの構築などにつながっていることも再確認できました。

このようにして担当者どうしで学習内容の関連性を共有できたことで、授業中も学生にそのつながりを意識づけて伝えることに自信をもつことができました。また、この相談ができたことで、成人看護学概論の最後に行う「トリセツ」の意味づけが明確にできました。成人期の学生自身を教材にすることや、自分の「トリセツ」を考えることが、老年看護学概論の「理想の80歳」として生活する将来の自分につながるということも再確認でき、どう学生に伝えればいいのかが明確になりました。

➡ 連携して行う授業への期待

成人看護学概論と老年看護学概論の担当者どうしで行った連携に向けての検討は、一緒に授業をつくりあげていく一体感と、同じ視点で授業を考えられる安心感を得ることができるものでした。互いの授業の関連性や、連動させたほうがよいところなど、それが1つひとつ明らかになっていく楽しさを、教員間だけではなく、学生との間でも常に実感していきたいと感じました。

そして、学生が気づいたり・感じたり・考えたりできるようになるためには、授業のなかで、学生どうし、あるいは学生と教員との間で、安心できて、自由に発言ができる環境づくりが必要だと考えました。単元構想図や年

表を作成することで、学生たちも私たちも「概論」という科目への構えが軽減できるようになることが期待できました。そして、相談を重ねることで、一人で授業をつくっているという感覚がなくなり、それが教員としての強みになったような気もしましたし、授業中の学生の様子が浮かんできて、ワクワクする気持ちが生まれ、授業を楽しみに感じるようにもなりました。

　以下では、こうして実現した成人看護学概論と老年看護学概論の実際の授業の様子と、授業リフレクションをとおして私たちが得た気づきを紹介したいと思います。

➡ 授業デザインをもとに行った授業の実際

■成人看護学概論の授業の実際

　成人看護学概論の1回目の授業では、はじめに何人かの学生に概論の授業の印象を聞いてみました。みんな口をそろえて「難しそう」と話していたので、老年看護学概論と一緒に表してある単元構想図のなかの、成人のコマに書いておいた内容をシラバスと合わせて確認し、吹き出しのことばをヒントにして学習に取り組んでほしいことを伝えました。

　そして次に、成人期を生きている学生に、それぞれの「自分史」を作成し語ってもらいました。入学してから約1年間一緒に過ごしたクラスメートであっても、20〜40歳代と、年齢や経験も異なる学生が、それぞれのこれまでの人生の出来事を表現する機会はあまりなかったため、自分自身のことを話すのは恥ずかしい様子で、緊張していました。しかし、「みんなのことを知ることができて、もっと知りたいと思った」「自分を認めてもらえるようで話してよかった」といった反応があり、恥ずかしい気持ちを素直に表現したり、人に認められる喜びを感じたりする時間になりました。また、学生が伝えてくれたあとには、私自身の自分史も伝えました。みんな注目し、真剣に聞いてくれていました。

　授業の終わりには、これから看護の対象者と出会うなかで、今の状況やこれまでの人生をすべて表出する人は多くないかもしれないけれど、さまざまな経験や背景のなかで「今の対象者がいる」ことを忘れないでほしいと伝えました。すると学生は、真剣な表情で大きくうなずきながら聞いてくれました。

　2・3回目の授業では、グループで青年期・壮年期・向老期の各期の特徴を調べ、自分たちの経験や家族にインタビューした内容なども加えて発表してもらいました。学生たちは発表をとおして、年を重ねることを楽しく思え

写真　教室に貼った年表

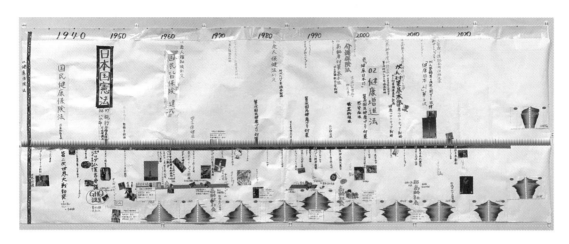

たり、発達段階を理解してどのように看護につなげていくのかを考えたり、成人期を生きている自分と重ねたりしながら、各期の特徴について理解を深めることができました。

　4・5回目の授業では、前回とは別のグループで、わが国における食生活や喫煙の状況などを国民衛生の動向や国民生活基礎調査の結果から把握していきました。授業のなかでは、教室に貼ってある年表（**写真**）を見に行く学生もいて、「いいね〜、何を見に来たの？」と声をかけると、「この頃、何があったのかと思って」と、年表でその時代を確認していました。

　また、学生たちからは、「自分たちで調べたりワークをしたりすることで、成人期の生活状況がわかった」「統計は苦手だったけど、みんなで調べられたので身になる」などの感想も聞かれ、活発にワークができている様子に、私も心地よい雰囲気を感じることができました。

　そこで、グループワークの様子を老年看護学概論担当者の尾田先生に報告し、その後は成人でも老年でも、このまま同じグループメンバーで進めていくことにしました。

　6〜8回目は、成人期の健康問題、健康の状況、成人を守る法律・政策について、年表を用い、講義とグループワークをしながら学習を重ねていきました。

　9・10回目は、成人学習論や自己効力感を高める援助などについて学習しました。ここでは、1年次前期に基礎看護学の授業で作成したパンフレットについて振り返ってもらいました。作成したときは対象者の特徴を意識して考えていなかったので、成人期の特徴を学習して振り返ると、学生は「一緒に目標を考えていくことが大切」「もっと声をかければ、励みになったので

はないか」「対象者と一緒に評価をすればよかった」などと話していました。さらに、「どれだけよいパンフレットを作っても、本人のやる気がないと継続できない。その人の気持ちになってどうしたら行動できるか考えることが大切だとわかった」と話す学生もいました。

また、オレムのセルフケア理論については、単元構想図のなかの「YOUは対象者をどうみていますか？」という問いをグループで検討してもらいました。ある学生は、准看護師として働いているときに先輩から「あなたがしていることは、患者の能力を奪うことになっているのよ」と言われたことを振り返り、グループで話すなかで、その意味を考えることができたのではないかと思いました。

11・12回目の授業では、テレビで放映されたがん看護専門看護師の活動を紹介したDVDの鑑賞をとおして、人生の最期を支える看護師の役割を考える時間をもちました。「最期まで向き合いたいと思った」「その人らしい人生を送るためには、まず苦痛を取り除くことがとても大切」「ケアをとおして、そのときの自分をしっかり振り返られる看護師になりたい」「たとえ患者さんがあきらめてしまっても、希望があると信じてかかわりたい」など、それぞれが看護師の役割を考え、自分の心に残す時間となりました。

そして、最後は「私のトリセツ」の作成です。これまで学んだ成人期の特徴や健康問題、成人学習論や自己効力感、オレムの理論などを踏まえて、自己の生活を振り返り、今後の目標や具体的な改善策を取り扱い説明書として書いてもらい、全員に発表してもらいました。

発表では、運動不足、栄養バランスの乱れなどからメタボリックシンドロームのリスクを挙げる学生が多くいました。また、喫煙や飲酒をしている学生は、その問題を挙げていました。「改善策を継続していることや、継続による変化を褒めてもらうとモチベーションがあがるから、時々褒めてね」とか、「他にもよい方法があったら教えてね」と、どのように支援してほしいか、自分の特徴を把握したうえで、表現することもできていました。

なかには、「みんなに発表して、さらに目標達成を意識していきたい」「継続することの大変さを経験したので、これまで以上に患者さんの思いに寄り添っていきたい」と、看護師として働く自分をイメージしている学生もいました。さらに、「バラ色の80歳のためには、今が本当に大切だから、まずは自分が決めた目標に向かってがんばりたい」など、老年看護学概論の授業とつなげた発言を複数の学生から聞くことができました。（角折）

■老年看護学概論の授業の実際

　老年看護学概論の初回の授業では、老年期のとらえ方が時代や社会の状況によって変化することを伝えました。昔話のおじいさんとおばあさん、アニメキャラクターや有名人の年齢をクイズ形式にして、学生が高齢者と感じる年齢は何歳なのか、また、何歳からを高齢者と認識するかという統計から、老年期の対象をとらえていきました。そして、時代によって定年退職の年齢が、55歳、60歳、65歳へと変化していっていることや、65歳以上を高齢者としていることへの見直しについても伝えました。

　学生は、クイズ形式で始まる授業に戸惑う様子もありましたが、「お年寄り」や「老人」といった老年期の人を表すことばの変化を知ることで、学生それぞれがもっている老年期の印象を確かめることができました。

　さらに、初回の授業の終わりには、個別性のある老年期にある対象への看護を考えてほしいこと、自分の将来として高齢者をとらえてほしいこと、そして、成人看護学概論と老年看護学概論のつながりを表した単元構想図に沿って授業を進めていくことで、「優しい視点で人とかかわる人になる」というゴールに向かっていくことを伝えました。また、成人看護学概論と老年看学概論を一緒に進められるように、角折先生と授業内容や学生である皆さんの反応を共有して、教員も一緒にゴールに向かっていきたいということも話しました。

　2～4回目の授業では、今を生きる高齢者の背景として、社会の変遷、人口動態、世帯構成の変化、老年看護に必要な法律と制度などについて、年表を活用して授業を行いました。

　年表には、成人看護学は青色、老年看護学は橙色と色を決め、共通するものは赤色と黒色で書き込んでおきました。また、社会の変遷や人口動態を理解しやすいように、人口ピラミッドや歴史的な出来事、流行や経済状況などを加え、これらを説明する際には、年表を意識しながら進めていきました。

　そして、老年期の健康や生きがいについて話し合うグループワークでは、学生の多くが統計資料と年表を照らし合わせながら、それぞれの生きがいや健康観を真剣に考えていました。クラスのなかには、母親や妻、嫁としての役割をもち、家計を預かっている学生もいたので、高齢者世帯の経済面については現実的に考えることができ、クラスで共有することもできました。

　こうしたグループワークは、成人看護学概論と同じグループ編成で行っていたので、成人看護学の角折先生と授業中の学生の様子を共有していくうえでもわかりやすく、学生たちも成人看護学概論と老年看護学概論の内容をリ

ンクさせて学んでいるように感じました。たとえば、私の授業では、国の経済や医療の発展、平均寿命の延長や健康を維持する必要性が現在の法律や施策につながっていることを学びます。一方で、学生は成人看護学概論で成人の健康問題を学ぶことで、成人期からの生活習慣を整えることが、老年期の健康な生活に影響することをつなげて話し合うことができていたと思います。

　また、授業の時間外でも、学生たちが成人看護学概論で学習した自分たちの生活習慣の改善について話している様子や、教室にある年表を見ている様子に出会うことが増えていきました。角折先生ともそのような学生たちの様子を話し合うことを、とても楽しく感じることができました。

　こうしたことから、学生にはもっと年表を活用してほしいと思い、歴史に残る銀幕のスターやその時代に流行したものから、社会的な統計や制度など国家試験でよく出題される問題まで、学生が集めた資料も年表に貼ってもらうことにしました。そして、学生が加えたことを、次の時間には学生自身に説明してもらうことで、みんなが毎日、年表を意識して見るようになりました。また、身近な高齢者の方を「この頃に生まれた方で、お子さんがこの年代に生まれて…」とか、「この〇〇は…」と年表を指しながら調べたことを詳しく話してくれることも増えました。楽しそうに話してくれる様子に、自然と高齢者や歴史に興味をもってくれたのではないかと感じました。さらに、教室の年表を目にした他の科目の講師からも、授業中に扱った内容を年表に記載することを勧められるようになっていきました。

　5～10回目の授業では、老化と高齢者の生活を考えました。身体の加齢変化では、グループで、循環器や呼吸器、感覚器など、それぞれの器官の変化をクラスメートに説明できるように準備し、1グループ4分程度で発表してもらいました。発表が進むにつれて、学生たちの説明もスムーズになり、私から補足することがなくても十分な説明ができるようになっていきました。また、関連する成人看護学のテキストや他の科目の資料も自ら準備してくる学生が増えたり、わかりにくいところは学生どうしが教え合ったりするようになっていきました。

　さらに、このような加齢変化が生活に及ぼす影響を考えることで、高齢者にどのような配慮が必要になるのかをその都度話し合っていきました。そして、発表内容を実際の看護計画と結びつけていくことで、加齢変化に伴う看護を熱心にノートしていく学生が増えていきました。

　一方、学生たちは病院等で勤務しながら学習しているので、日々、老年看護を実践しているなかでは、倫理的課題に接する機会も多くあると思いました。実際に経験した高齢者とその家族の意思決定に関する場面や、高齢者の

尊厳を考える場面を想起しながら、高齢者の権利擁護や個別性に合わせたケアの必要性を真剣に話し合うこともできていました。

11・12回目の授業では、高齢者の運転免許証返納の是非について話し合いました。交通事故統計や昨今の高齢者の交通事故のニュースなどを資料として、グループで検討しました。運転する高齢者および家族の視点、交通事故を起こした高齢者および家族の視点、交通事故被害者および被害者家族の視点、医療者の視点など、さまざまな視点から話し合いを進めていきました。

クラスのなかには、実際に交通事故を起こした高齢者の家族の立場や事故に遭った家族の立場を経験した学生もいたことから、身近なこととして考えることができました。また、過疎地に暮らす地域の住民として、運転をやめることで移動手段がなくなる高齢者を、どのように支えていくかを真剣に話し合っている姿がとても印象的でした。

13・14回目の授業では、人生の最終段階を高齢者はどのように生きているのか、また、日本人が望む終末期はどのようなものかをグループで考えていきました。すっきりと答えの出ることではありませんでしたが、長い人生を生きてきた一人ひとりの高齢者を、人生の先輩として尊敬し、その人の人生を知ろうとすることが大切だと話し合うことができました。

また、この授業をきっかけに、「人生会議」のパンフレットを用いて家族と話し合う機会をもったり、エンディングノートを書いたりしたことを話してくれる学生もいて、人生を生きることについてそれぞれが考えてくれたこともうれしく思いました。

15回目の授業は、「バラ色の80歳」を発表する時間とし、80歳のときの自分は何から生きがいを感じ、どんな生活を送っているのかを想像して、それがわかるように発表準備をしてもらいました。発表では、「地域を飛び回り在宅療養を支えるまだまだ現役の看護師」「定年退職してボランティアをしながら孫と遊ぶことが生きがい」といったように、それぞれの80歳を絵やキャッチコピーなどで生き生きと表現してくれていました。

そして、最後に「今後出会う高齢者にもそれぞれ期待や希望はあるはずですが、さまざまな状況のなかで生きているということを忘れずにかかわってほしいと思います」と伝え、授業を終えました。(尾田)

➡ 成人看護学概論の授業リフレクション

今回の成人看護学概論の授業リフレクションは、尾田先生にプロンプター(聞き役)[3]になってもらい、「カード構造化法」[4]で行いました (**図4**)。

図4　成人看護学概論のツリー図とキーワード

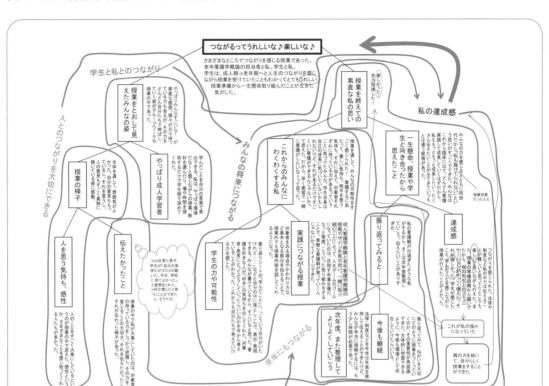

　カード構造化法の印象カードは『**つながるってうれしいな♪　楽しいな♪**』でした。授業準備から授業を行うということへのつながり、老年看護学概論の尾田先生と私、17人の学生と私、そして、なにより成人期から老年期へと人生のつながりを意識できた授業で私の感じたことが、印象カードに表れていました。

　また、カード構造化法で得られたキーワードは、「学生と私とのつながり」「人とのつながりを大切にできる」「みんなの将来につながる」「私の達成感」「来年にもつながる」でした。

　「学生と私とのつながり」では、授業のなかでグループワークを提案すると、学生たちは積極的に意見を言い、自分たちで深めている印象がありました。今までの経験や学生個々の持っている力を出してくれている様子を、やっぱり成人の学習者は「すごいな」と感じ、私はそれを支える環境の一部だと思ってグループワークを見守っていたことを確認することができました。

　「人とのつながりを大切にできる」では、学生は自分の意見をもちながらも、人の意見を大切にして真剣に聞いている姿に感動したことを確かめることができました。また、授業のなかで人を大事に思う気持ちや、さまざまな

ことを感じ取ってくれる感性が豊かな学生が多いと思いながら授業をしていたことが確認できました。

　さらに、こうした様子から、私は学生が将来看護師になって輝いている姿やその可能性を感じ取り、**「みんなの将来につながる」**と思って授業していたことも確認できました。そして、今回のように成人看護学概論と老年看護学概論が連携して行った授業をとおして、単元構想図に示した「優しい視点で人とかかわる人になる」というゴールに向って、学生がすてきな看護師に育っていくことをイメージすることができました。

　また、授業のなかで感じた「学生と私とのつながり」や「みんなの将来につながる」は、**「私の達成感」**へとつながっていました。充実した老年期を過ごすためには、成人期の健康がとても重要であることや、授業のなかで私が大切にしていた対象者の持っている力をしっかり把握し、その力を信じることの大切さが授業中の学生の発言の様子から伝わっていたと感じました。

　さらに、法律や制度など伝えることが難しいと思っていたところも、年表を使用したりグループワークを取り入れたりしたことで、楽しいと感じながら授業を行うことができていました。そして、授業の準備段階から尾田先生とのコミュニケーションが増えたこともうれしく思っている自分がいて、「私の達成感」となっていることが確認できました。

　このような「私の達成感」は、印象カードの『つながるってうれしいな♪楽しいな♪』だけではなく、今後の授業をよりよくしていこうという私の意欲となり、**「来年にもつながる」**と感じられていたことが明らかとなりました。そして、学生により理解を深めてもらうためには、もう少し時間が必要であったことなど、次年度の授業に活かしていきたいと思えることも確認できました。（角折）

→ 老年看護学概論の授業リフレクション

　今回の授業リフレクションは、授業が終了した翌日に自校の教員にプロンプターになってもらい、「カード構造化法」で行いました（**図5**）。

　カード構造化法の印象カードは『**やってみてよかった！**』でした。学生の感想を読んで、年表や単元構想図を使い、成人看護学概論と連携して授業をしたことを、本当によかったと思ったことが表れていました。

　また、カード構造化法で得られたキーワードは、「学生たちってすごい」「反応し合うと楽しく授業できる」「授業内容が多くなっていく」「担任として学生の成長を実感」「時の流れを実感できた」でした。

図5　老年看護学概論のツリー図とキーワード

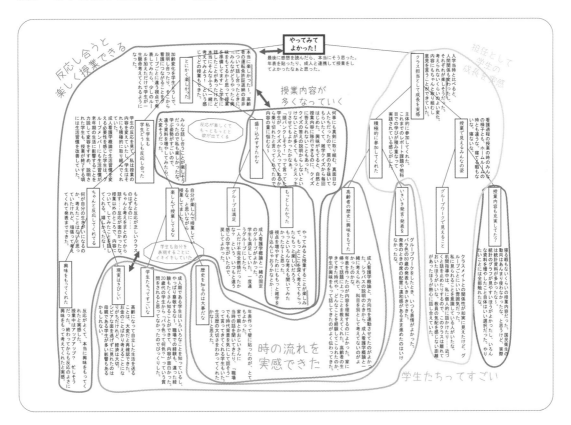

　「学生たちってすごい」では、学生がまだ経験していない加齢変化や高齢者の暮らしを学習し、それぞれが思い描く「バラ色の80歳」を生き生きと発表することができてよかったと感じるとともに、成人期にある学生の現在に至るまでの経験の豊富さをあらためてすごいと思っていたことが確かめられました。

　「反応し合うと楽しく授業できる」では、学生がグループワークや発表に積極的に取り組んでくれたり、学生どうしで生活習慣の改善について話し合ったりしていたことをうれしく思い、学生どうしも、学生と私も、互いに反応し合って楽しく授業ができたととらえていたことが確かめられました。

　「授業内容が多くなっていく」では、何事にも真剣に取り組む学生たちに、もっと考えられるようにと予定より資料を増やして授業を進めていたことが明らかになりました。また、クイズ形式の問いについての答えも、説明していると内容が多くなってしまい、学生も大変そうだったことから、もっとすっきりさせてもよかったと感じていたことが確かめられました。

　「担任として学生の成長を実感」では、これまでは静かな印象のクラスでしたが、自分の考えをまとめて発言したり、クラスメートの発言もきちんと

聞いたりする学生の様子に、積極的に参加してくれたと感じることが多く、これまでの学びが積み重なっていたところからも、学生の成長を実感していたことを確かめることができました。

「時の流れを実感できた」では、成人看護学概論と老年看護学概論が、単元構想図の「優しい視点で人とかかわる人になる」というゴールに向かって授業の方向を連携させ、時間の流れに沿って授業を進めていったことが再確認できました。また、年表を活用することで、学生が高齢者の生きてきた時代や経験してきたことに興味をもってくれて、生活歴や歴史を知ることの大切さをわかってくれたことや、そのことを大切に高齢者とかかわろうと思っていることが伝わってきたことが確かめられました。（尾田）

➡ 互いの授業リフレクションをとおして得た気づき

それぞれがカード構造化法を行ったあとに、互いのツリー図を並べてみて、2人でまず感じたことは、授業を連携して行って「よかった！ 楽しかった！」ということでした。

今回の取り組みでは、授業デザインを見せ合い、科目の連携を意識して授業準備を行い、成人看護学概論と老年看護学概論のつながりをわかりやすく表した単元構想図を作成したことや、老年期の人が生きてきた歴史と成人期の人が生きている今がわかるような年表を作成したことが、私たちの大きな工夫でした。そして、成人看護学概論と老年看護学概論の授業でのグループワークも、同じメンバーにして連携を図ったことで、学生たちの持っている力が確認しやすくなり、授業内外での学生の反応や変化していく様子を、教員間で話し合っていくなかで確かめることができたことも、大切な気づきにつながったと感じました。

私たちが互いの授業の様子を話し合うときは、学生がこんなふうに言っていたとかグループワークでこんなやりとりがあったとか、授業外でも話に来てくれたとか、うれしかったことなどがたくさん出てきました。そういった反応から、「学生の力をもっと伸ばしたい」「どうしたらもっと伸ばせるのか」という思いが膨らんでいき、授業をよりよくしていきたいという気持ちにつながっていきました。また、そうした私たちの思いは、自然と授業をする雰囲気に表れ、学生たちに向けるまなざしの変化につながったのかもしれません。さらに、成人の授業で学んだことを老年の授業でつなげて考えていったり、老年の授業で考えたことをまた成人の授業で活かしたりと、学生たちと教員がみんなで授業をつくりあげているという感覚になれたことも、と

てもよかったと思えたことでした。

このように、教員どうしが授業の様子を話し合い連携していくことをとおして、学生の様子に応じた方略の工夫などを行っていくことが、学生と共に授業を創っていくということになるのだと実感できたことも、大切な気づきになったと感じています。

⟶ 今後の授業に向けて

今回の授業リフレクションをとおして、私たちが成人看護学概論と老年看護学概論のつながりを意識して授業できたことは、本当に貴重な経験であったと感じています。

授業を行うにあたって授業デザインを見せ合ったことで、シラバスだけでは把握しきれない細かい授業内容や、互いの「ねがい」を把握することにつながりました。また、教員間で授業中の学生の反応の共有が盛んになることは、その都度「学習者の実態」が更新され、「教授方略」の工夫へとつながることも実感することができました。

一方、今回の成人看護学概論と老年看護学論の連携においては、これまでにそれぞれが行っていた授業の内容をほとんど変えずに行っていました。しかし、今後は、科目間で重複する内容をどのようにするか、授業内容の検討も必要となってくると思いました。たとえば、成人でも老年でも終末期についての授業がありましたが、それをどのように考えて学生に伝えていくかなど、より学生が看護を学ぶという視点に立って考えていきたいと思います。また、加齢現象は個人差も大きく、高齢者になってから起きてくるものではなく、成人期から徐々に人間に起こる変化として学んでいけるような工夫もできるのではないかと感じています。

今回は、成人看護学概論と老年看護学概論の連携でしたが、今後は他の看護学においても連携を図っていくことがより必要となってくると思われます。

本校では、今回の連携をきっかけに、他の看護学の教員も授業デザインを行い、教員間での交流が進んできています。また、今回作成した年表は、他の看護学概論でも使い始めるようになってきました。このように、看護学の連携を図っていくことは、教員どうしの連携を深めることとなり、より豊かな授業実践につながっていくのではないかと考えます。

これからも授業デザインや授業リフレクションをとおして連携を図り、学生と共に創る授業をめざしていきたいと思っています。

（角折未樹・尾田嘉代子）

comment

看護学の連携はいかに可能か!?

■学生の学びや成長をチームで支えるということ

　ここでは、看護学の連携の具体例として、角折未樹先生と尾田嘉代子先生に、成人看護学概論と老年看護学概論の授業デザインから実際の授業の実施、授業リフレクションまでの一連の過程を紹介してもらいました。

　看護学校の先生方の多くが、看護教員である以前に臨床経験を有した看護師であることを考えると、チームで患者の看護を行うように、チームで学生の教育を行うということは、ごく自然なことのように感じます。にもかかわらず、看護学の連携ができそうでできないのは、いったいなぜなのでしょうか。ひょっとすると、自信がないことの裏返しか、自分の授業をオープンにできない教員がいるためかもしれませんし、なかには変なプライドが邪魔をして、教員間の交流を難しくしているということもあるのかもしれません。

　とはいえ、教員が自分の担当する看護学の授業をとおして学生を丸抱えして、あたかも自分一人が学生を育てているかのように思い込むのは、明らかに誤りです。学生はさまざまな看護学の講義・演習・実習をとおして看護を学んでいくのですし、教員や実習指導者はもちろん、実習で出会う患者や家族、スタッフ、さらにクラスメートや上級生なども含めて、大勢の人とのかかわりをとおして看護師へと成長していきます。

　そうした学生の学びや成長の過程を、教員がチームとして支えていくことが大切なのは、いうまでもありません。この意味で、看護学の連携を図るということは、1つひとつの授業がバラバラに行われるのではなく、少しでもつながりをもったものとして、その積み重ねが、学生にとって意味ある学びの場となるように心を砕くということなのです。角折先生と尾田先生による今回の連携の試みは、まさにこの"心を砕く"とはどのようなことなのかを私たちに教えてくれているといってもよいでしょう。

■授業デザインの交流がもたらすもの

　成人と老年の概論の授業を連携して行うにあたって、角折先生と尾田先生はそれぞれが描いた授業デザインを交流しています。

　ひとくちに連携して授業を行うとはいっても、一緒に授業デザインをして

しまったら、そこに示された「ねがい」は誰のものかわからなくなってしまいます。「ねがい」はあくまでも自分自身の授業を支える「軸」となるものですから、教員間で「ねがい」を"共通"にするのではなく、互いがどのような「ねがい」をもって授業に臨もうとしているのかを知り合い、"共有"することが大切です。同様に、それぞれが授業で扱う学習内容をどのように解釈しているのかや、学習者の実態をどのように把握しているのかなどを知り合うことは、再度、自分の授業デザインを見直すきっかけとなることが期待できます。

　今回の場合、こうした授業デザインの交流は、角折先生と尾田先生に共有しうる教授方略として「年表」というアイデアをもたらしました。また、「看護の対象者を生活者としてとらえる」という、各々が大切にしてきた視点を確認できたことも、2人にとっては得難い経験となりました。「うれしくなり、『すてきだな』と感じました」と述べられているように、このときの意気投合が、その後の成人と老年の連携を積極的に後押ししたのだと思います。

■学びの地図としての「単元構想図」

　教室に掲示する大きな「年表」の作成はもちろん、人生ゲームをモチーフとした「単元構想図」の作成には、相当なエネルギーが必要だったことでしょう。意気投合した先生方のモチベーションがそれを可能にしていたことは想像に難くありません。

　私が角折先生と尾田先生から授業の連携に向けての相談を受けたときには、学生にとっても授業者にとっても、自分が今どこにいて何を学び、どこに向かおうとしているのか、地図のようなものとして「単元構想図」の作成を提案したのですが、一目見ただけでも、わくわくしてくるようなものができあがってきました。授業に臨むにあたっての準備として、試行錯誤を繰り返すなかでつくりあげた、この「単元構想図」に基づく検討が、連携をより具体的なものへと深めていったことはいうまでもありません。その過程は、2人にとってもさぞかしわくわくするものだったことでしょう。

　ところで、2人の報告を読ませていただいて、今回の連携が角折先生のほうから先輩である尾田先生に持ちかけられて始まったことを知りました。このようなことが可能になるには担任と副担任といった日頃からの関係によるところもあるのかもしれませんが、とてもすばらしいことだと思います。

　こうして連携をとりながら行った実際の授業は、『つながるってうれしいな♪ 楽しいな♪』『やってみてよかった！』というカード構造化法の印象カードが象徴するように、角折先生と尾田先生にとって、十分な手ごたえにあ

ふれるものになったのだと思います。学生にとっても、成人期から老年期を
つながりのあるものとして学ぶことができたのではないでしょうか。

■学生の反応を共有するということ

　看護学の連携という視点から、ここで特筆しておきたいのは、先生方が折々
に学生の反応を伝え合っていたことです。

　「教員どうしが授業の様子を話し合い連携していくことをとおして、学生
の様子に応じた方略の工夫などを行っていくことが、学生と共に授業を創っ
ていくということになるのだと実感できた」と述べられているように、この
ことは学生の学びや成長の過程を教員がチームとして支えていくうえで、と
ても大切だと思います。

　日常的に、そうした教員間の連携があったからこそ、「成人の授業で学ん
だことを老年の授業でつなげて考えていったり、老年の授業で考えたことを
また成人の授業で活かしたりと、学生たちと教員がみんなで授業をつくりあ
げているという感覚」にもなれたのでしょう。

　かけ声ばかりの「連携」ではなく、このようなところに看護学で連携して
授業を行うことの意味があるのだと思います。

■広がる連携の輪

　最後にもう1つ取り上げておきたいのは、角折先生と尾田先生による連携
の試みが、他の科目の講師にも広がっていったことです。また、教室に貼ら
れた年表は、その後、他の看護学の概論でも使われるようになっているそう
ですし、教員間での授業デザインの交流も広がっているのは、すばらしいこ
とだと思います。

　学生の学びや成長を支えていくためには、あらかじめ立てた授業の計画に
縛られず、授業中の学生の反応をもとに、その時その場でリアルタイムに授
業の流れを変えたり、次の時間の予定を柔軟に見直したりしていけることが
とても重要です。それは個々の教員がふだんからあたり前のように行ってい
ることだとは思いますが、今後に向けては、さらにより多くの教員間で授業
中の学生の反応を共有することが可能になれば、学校ぐるみで、学生と共に
授業を創っていくことも夢ではないでしょう。

　角折先生と尾田先生には、今回の試みをとおして得られた気づきを大切に
して、今後も学生の学びや成長を支え続けていってもらえたらと思います。

（目黒　悟）

"科目間のつながりをとおして生まれた想い"

　ここで紹介したカード構造化法による授業リフレクションでの『つながるってうれしいな♪　楽しいな♪』という印象カードのことばは、今も私の合言葉のようになっています。

　当時、老年看護学概論の担当である尾田先生と授業デザインを共有し、連携しながら授業を行い、また、その授業リフレクションを行ったことで、チームで学生を教育していくことの大切さや、学生にとって教員や教材は学習環境の一部であるということを実感することができました。本文でも述べたように、両方の授業で同じ教材を使ったり、グループメンバーを同じにしたりしたことで、学生の反応を共有する教員間の会話も増え、学生の状況をそれまで以上に把握できたことは貴重な経験でした。しかし、それ以上に科目間をつなぐ教材や、学生の反応を共有していった教員間の雰囲気が学生にも伝わり、そうして生まれた学習環境のなかで学生一人ひとりが老年期を見すえた成人期の看護について考え、学んでくれたのではないかと感じています。

　患者の療養環境を整えていくように、学生が主体的に「学ぶ」ための学習環境を私たちは整えていく必要があります。その環境を整えることの1つに、授業デザインの共有や学生の反応を踏まえた教員間の連携があるように思います。今後も学生と共に学ぶことができるように、私ができる最大の力で学習環境を整えていきたいと思います。　　（角折未樹）

"教員間の連携の大切さ"

　成人看護学概論と老年看護学概論の連携を紹介したクラスの学生たちは、すでに看護師となって臨床で活躍しています。

　1年生のときに授業で作成した年表は、その後も教室の壁に貼ったままにして、授業で使っていきました。折々に学生も書き込んだことで、3年生の秋頃には、2倍のサイズになっていました。その年表が、臨地実習や国家試験の勉強にも役立っている様子を見て、あらためて連携して授業を「やってみてよかった！」と感じることもできました。

　そして、この連携をきっかけに、本校の教員間での授業デザインの交流や授業中の学生の反応の共有が進んだことも、大切な成果であったと考えています。これからも学生と共に創る授業のために、教員間の連携を大切にしていきたいと思います。　　（尾田嘉代子）

引用・参考文献
★1 目黒悟：看護教育を創る授業デザイン；教えることの基本となるもの，メヂカルフレンド社，2011.
★2 目黒悟，永井睦子：看護の学びを支える授業デザインワークブック；実りある院内研修・臨地実習・講義・演習に向けて，メヂカルフレンド社，2013.
★3 目黒悟：看護教育を拓く授業リフレクション；教える人の学びと成長，メヂカルフレンド社，2010, p.62-67.
★4 前掲書★3, p.24-35.

おわりに

　本書のもととなった『看護展望』の連載「豊かな看護教育を創る授業デザイン・授業リフレクションの実際」がスタートしたのは、2018年9月号からでしたので、早いものでもう5年前になります。この間の看護教育を取り巻く環境の変化は、筆舌に尽くしがたいものがありました。それぞれの看護教育機関の先生方においては、カリキュラム改正やコロナ対応に追われる時間であったかもしれません。しかし、この5年間は、看護教育が失ってはいけないものを考える時間でもあったように思います。

　「授業」を創るということは、教室で、あるいは実習室等で、教える私たちと学ぶ学生が具体的にどのようにかかわっていくのかを考えていくことです。そのために「授業」をどのようにデザインし、そこで学生がどのような経験をしていくことが看護を学ぶことにつながるのか、熟慮を重ねていくことにエネルギーを注いでいくのが、教える人としての責務だと考えます。

　ところが、今回のコロナ禍を機に「対面授業」「リモート授業」「オンライン授業」「オンデマンド」などなど、今までほとんど耳にしたことがなかった授業の呼び方が横行するようになり、どのようなツールで授業を行うか、web環境は大丈夫かなどが、もっぱらこの間の話題でした。2023年5月からは感染症の扱いが変更になったことで、「通常授業」といった呼び方まで現れ、学生が登校し全員がマスクでの「対面授業」に戻りつつありますが、感染の状況によってはまだまだ対応が必要なのが現実だと思います。

　こうしたことにエネルギーを取られ、大切なことを見失いかけたこともあったかもしれませんが、本書で紹介した各看護学の講義・演習をとおして、それぞれの執筆者が述べている数々の気づきは、今後も私たちが忘れてはいけない"教育的なかかわり"の本質に触れるものばかりでした。学生に寄り添うことや学生の経験を大切にすることなど、看護教育を取り戻していくために、今、私たちに必要な手がかりがここにあるのでないかと思います。

　この間、私も看護教員を対象とした授業リフレクションに関する研究をまとめることができました。そこでは、教える人に学びと成長をもたらす授業リフレクションの重要性をあらためて実感しました。それは、本書で紹介した日々の教育実践を自分自身でていねいに振り返っていくことの大切さに通じるものだと思います。読者の皆さんには本書を参考に、ぜひ授業デザインや授業リフレクションに取り組んでいっていただきたいと思っています。

2023年7月

永井睦子

索引

目黒　悟　Satoru Meguro

元藤沢市教育文化センター主任研究員

多摩美術大学附属多摩芸術学園映画学科卒業。1986年より2020年3月まで藤沢市教育文化センターに所属。故藤岡完治と構想した「教育実践臨床研究」の推進とそれを支援する「臨床的教師教育」を実践。日々、小・中・特別支援学校や看護師養成機関の先生方、臨床で現任教育を担当されている方々と一緒に、授業者と学習者の「経験」を大切にした授業研究に取り組むとともに、全国各地で講演や研修を行っている。目下の関心は、何よりも実践家が元気になれる世の中にすること。
主な著書に『教える人としての私を育てる─看護教員と臨地実習指導者』(医学書院)、『看護教育を拓く授業リフレクション─教える人の学びと成長』(メヂカルフレンド社)、『看護教育を創る授業デザイン─教えることの基本となるもの』(同)、『看護の学びを支える授業デザインワークブック─実りある院内研修・臨地実習・講義・演習に向けて』(同)、『教えることの基本となるもの─「看護」と「教育」の同形性』(同)、『臨看床護師のための授業リフレクション─輝く明日の看護・指導をめざして』(同)などがある。

永井睦子　Mutsuko Nagai

獨協医科大学SDセンター　副センター長

千葉大学看護学部を卒業後、神奈川県立こども医療センターにおいて小児臨床看護を経験。看護教員養成課程を修了後、神奈川県立看護教育大学校において看護教員養成教育・実習指導者養成教育に携わる。2002年横浜国立大学教育学研究科学校教育臨床専攻修了。神奈川県立平塚看護専門学校で基礎看護学・看護の統合と実践、川崎市立看護短期大学で基礎看護学・生涯学習支援を担当し、2017年より現所属。2023年武蔵野大学看護学研究科看護学専攻博士後期課程修了(看護学博士)。また、看護教員、臨床看護師の仲間と自主的な「看護教育実践臨床研究会」を開催。授業研究の成果を毎年学会発表し、教える人として自らも成長し続けてきたいと考えている。
主な著書に『教える人としての私を育てる─看護教員と臨地実習指導者』(医学書院)、『看護の学びを支える授業デザインワークブック─実りある院内研修・臨地実習・講義・演習に向けて』(メヂカルフレンド社)などがある。

共に学ぶ・共に育つ

**豊かな看護教育を創る
授業デザイン・授業リフレクションの実際
講義・演習編**

定価(本体3,000円+税)
2023年8月18日　第1版第1刷発行

著者　　目黒　悟・永井　睦子ⓒ　　　　　　〈検印省略〉
発行者　亀井　淳
発行所　**株式会社 メヂカルフレンド社**
　　　　〒102-0073 東京都千代田区九段北3丁目2番4号
　　　　麹町郵便局私書箱第48号
　　　　電話 (03)3264-6611
　　　　振替 00100-0-114708
　　　　https://www.medical-friend.jp/
Printed in Japan　落丁・乱丁本はお取り替え致します
ISBN978-4-8392-1724-2　C3047
DTP　　　(有)マーリンクレイン
印刷・製本　シナノ書籍印刷(株)　104030-077